Biohacking del Sonno: Strategie Scientifiche per Ottimizzare il Riposo e Aumentare la Produttività

Ethan Valens

Introduzione: Il Potere del Sonno e del Biohacking

Capitolo 1: La Scienza del Sonno

- Fasi del sonno: REM, non-REM
- Ciclo circadiano: sincronizzazione e impatto sul riposo
- Cause e conseguenze del sonno disturbato

Capitolo 2: Ottimizzazione Ambientale per il Sonno Perfetto

- Temperatura ideale, umidità e ventilazione
- Riduzione della luce blu e uso della luce rossa
- Ottimizzazione del silenzio: tecniche per ridurre i rumori ambientali

Capitolo 3: Biohacking con la Nutrizione

- Cibi che favoriscono il sonno: nutrienti e integratori chiave
- Cosa evitare prima di dormire: caffeina, alcol e zuccheri
- Integratori naturali per migliorare il sonno (melatonina, magnesio, etc.)

Capitolo 4: Tecnologia del Sonno

- Wearables: dispositivi per monitorare e ottimizzare il sonno
- App e smart bed: strumenti digitali per migliorare la qualità del riposo

- Interpretare i dati del sonno per apportare miglioramenti

Capitolo 5: Routine Pre-Sonno per un Riposo Ottimale

- Creare una routine serale efficace
- Meditazione, mindfulness e respirazione per rilassarsi prima di dormire
- Come eliminare lo stress serale per facilitare il sonno

Capitolo 6: Strategie Avanzate di Biohacking per il Sonno

- Uso della luce rossa per sincronizzare il ritmo circadiano
- Terapia del freddo e del caldo per migliorare il riposo
- Il digiuno intermittente come tecnica di miglioramento del sonno

Capitolo 7: Il Sonno come Chiave per la Produttività

- Come un sonno di qualità migliora memoria e concentrazione
- Case study: come i CEO e i biohacker ottimizzano il loro sonno per ottenere risultati
- Ridurre il tempo di sonno senza compromettere la qualità

Introduzione

Immagina di svegliarti ogni mattina sentendoti completamente rinvigorito, con la mente lucida e il corpo carico di energia. Immagina di affrontare le tue giornate con una concentrazione impeccabile, una creatività senza limiti e una produttività che sorprende persino te stesso. Ora, immagina di poter raggiungere tutto questo semplicemente ottimizzando il tuo sonno. Benvenuto nel mondo del biohacking del sonno, dove la scienza incontra l'innovazione per trasformare le tue notti e rivoluzionare le tue giornate.

Il sonno, quell'attività apparentemente passiva che occupa circa un terzo della nostra vita, è in realtà un processo biologico complesso e dinamico, fondamentale per la nostra salute, il nostro benessere e le nostre performance.
Eppure, in un'epoca di costante connettività e pressioni lavorative sempre crescenti, il sonno è spesso la prima vittima sacrificale sull'altare della produttività.
Ironia della sorte, questo sacrificio finisce per minare proprio ciò che cerchiamo di ottenere: efficienza, creatività e successo.

Ma cosa succederebbe se potessimo hackerare il nostro sonno? Se potessimo utilizzare le più recenti scoperte scientifiche, le tecnologie all'avanguardia e le strategie più innovative per ottimizzare ogni singolo minuto del nostro riposo notturno? Questo è esattamente ciò di cui tratta il biohacking del sonno.

Il biohacking, in generale, è l'arte e la scienza di cambiare l'ambiente esterno e interno per prendere il controllo della propria biologia. È un movimento che sta guadagnando sempre più terreno, unendo gli sforzi di scienziati, tecnologi e individui desiderosi di ottimizzare le proprie prestazioni e il proprio benessere. Quando applichiamo questi principi al sonno, entriamo in un territorio affascinante dove piccoli cambiamenti possono portare a miglioramenti straordinari nella qualità della nostra vita. Il biohacking del sonno non è solo una serie di trucchi per dormire meglio; è un approccio sistematico e scientifico per massimizzare i benefici del riposo notturno.

In questo libro, esploreremo come il biohacking del sonno possa diventare la chiave per sbloccare il tuo pieno potenziale. Non si tratta solo di dormire di più, ma di dormire meglio. Si tratta di sincronizzare i tuoi ritmi biologici con il tuo stile di vita, di creare l'ambiente perfetto per un riposo rigenerante, e di sfruttare la tecnologia e la nutrizione per massimizzare i benefici di ogni ciclo di sonno. Prima di immergerci nelle tecniche specifiche, è fondamentale comprendere perché il sonno è così cruciale per la nostra salute e le nostre performance. Il sonno non è semplicemente un periodo di inattività; è un processo attivo e complesso durante il quale il nostro cervello e il nostro corpo svolgono funzioni vitali.

Durante il sonno, il nostro cervello processa e consolida le informazioni acquisite durante il giorno, trasformando le esperienze a breve termine in memorie a lungo termine. Questo processo è fondamentale per l'apprendimento e l'adattamento. Inoltre, il sistema glinfatico, una rete di canali nel cervello scoperta solo recentemente, diventa più attivo durante il sonno.

Questo sistema è responsabile dell'eliminazione delle tossine e dei prodotti di scarto metabolico accumulati durante la veglia, tra cui la proteina beta-amiloide, associata allo sviluppo dell'Alzheimer. Il sonno gioca anche un ruolo cruciale nella regolazione di ormoni chiave come la melatonina, il cortisolo, l'ormone della crescita e la leptina, influenzando tutto, dal nostro umore al nostro metabolismo. Un sonno inadeguato può portare a squilibri ormonali che influenzano negativamente la nostra salute a lungo termine.

Durante il sonno, il nostro corpo aumenta la produzione di proteine, favorendo la riparazione dei tessuti danneggiati e la crescita muscolare. Questo processo è particolarmente importante per gli atleti e per chiunque si sottoponga a sforzi fisici intensi.
Un sonno adeguato potenzia anche le nostre difese immunitarie, aiutandoci a combattere infezioni e malattie. Studi hanno dimostrato che le persone che dormono meno di sette ore a notte hanno una probabilità tre volte maggiore di contrarre il raffreddore rispetto a coloro che dormono otto ore o più. Infine, il sonno REM, in particolare, svolge un ruolo fondamentale nel processare le emozioni e nel mantenere la stabilità emotiva. Una carenza di sonno REM può portare a irritabilità, ansia e persino a una maggiore vulnerabilità ai disturbi dell'umore.

Comprendere questi processi è il primo passo per apprezzare l'importanza del biohacking del sonno. Quando ottimizziamo il nostro sonno, non stiamo solo migliorando le nostre notti, ma stiamo gettando le basi per una vita più sana, più felice e più produttiva. Nel corso di questo libro, esploreremo in dettaglio i cicli del sonno - le fasi REM (Rapid Eye Movement) e non-REM - e come possiamo influenzarli per massimizzare i benefici del riposo.

Il sonno non-REM si divide in tre fasi: la fase N1, che è la fase di transizione tra la veglia e il sonno, dura pochi minuti e si caratterizza per un leggero rallentamento delle onde cerebrali; la fase N2, che occupa circa il 50% del tempo totale di sonno, in cui il corpo si prepara per il sonno profondo, la temperatura corporea diminuisce e il ritmo cardiaco rallenta; e la fase N3, conosciuta come sonno profondo o sonno a onde lente, che è cruciale per il recupero fisico e la consolidazione della memoria. Il sonno REM, caratterizzato da rapidi movimenti oculari e intensa attività cerebrale, è la fase in cui si verificano la maggior parte dei sogni ed è fondamentale per la regolazione emotiva e la creatività. Comprendere questi cicli ci permette di sviluppare strategie per ottimizzare la qualità e la quantità di ciascuna fase, massimizzando i benefici del sonno.

Il ciclo circadiano, l'orologio biologico interno che regola i nostri ritmi di sonno-veglia, è un altro elemento chiave nel biohacking del sonno. Questo ritmo, che si ripete approssimativamente ogni 24 ore, influenza non solo quando ci sentiamo assonnati o svegli, ma anche la nostra temperatura corporea, il rilascio di ormoni e persino la nostra digestione. Nel corso di questo libro, scopriremo come il nostro ciclo circadiano possa essere sincronizzato con precisione per ottimizzare le nostre performance durante il giorno e la qualità del nostro sonno di notte. Esploreremo tecniche come l'esposizione strategica alla luce per regolare la produzione di melatonina, l'adattamento degli orari dei pasti per allinearsi con il nostro ritmo circadiano, e l'utilizzo di tecnologie avanzate per monitorare e modulare il nostro orologio interno. Comprendere e lavorare in armonia con il proprio ciclo circadiano è uno dei pilastri fondamentali del biohacking del sonno, che può portare a miglioramenti significativi non solo nella qualità del riposo, ma anche nelle prestazioni diurne.

Il biohacking del sonno va oltre la semplice comprensione di questi processi biologici. Si tratta di prendere il controllo attivo del nostro ambiente e delle nostre abitudini per creare le condizioni ottimali per un sonno rigenerante. Nei capitoli che seguono, esploreremo una vasta gamma di tecniche e strategie, dalle più semplici alle più avanzate. Impareremo come creare lo spazio perfetto per il sonno, manipolando fattori come la luce, la temperatura, l'umidità e l'acustica. Scopriremo l'impatto profondo che la luce ha sul nostro ciclo circadiano e come utilizzarla a nostro vantaggio, esplorando l'uso di luci intelligenti che si adattano automaticamente durante la giornata per migliorare la qualità del sonno. Analizzeremo come la temperatura ottimale per il sonno varia da persona a persona, ma in generale, come un ambiente fresco favorisca un riposo migliore. Studieremo le ultime tecnologie in fatto di regolazione termica, dai materassi con controllo della temperatura ai sistemi di climatizzazione intelligenti. Vedremo come mantenere livelli di umidità ottimali per il sonno possa fare la differenza tra una notte di riposo ristoratore e una di disagio. Esploreremo soluzioni innovative per gestire il rumore ambientale, che può disturbare significativamente il sonno, dal rumore bianco alle tecnologie di cancellazione attiva del rumore, per creare un ambiente sonoro ideale per il riposo.

La nostra dieta ha un impatto diretto sulla qualità del nostro sonno, e dedicheremo ampio spazio a questo argomento. Scopriremo quali alimenti contengono nutrienti che favoriscono il sonno, come il triptofano, il magnesio e le vitamine del gruppo B. Esploreremo il ruolo degli integratori nel migliorare la qualità del sonno, dalla melatonina agli adattogeni. Analizzeremo l'impatto di sostanze come la caffeina, l'alcol e lo zucchero sul sonno, e impareremo a gestirle per ottimizzare il nostro riposo. La tecnologia sta rivoluzionando il modo in cui monitoriamo e miglioriamo il nostro sonno, e dedicheremo un'intera sezione a questo argomento.

Esploreremo i dispositivi wearable più all'avanguardia che possono tracciare non solo la durata del nostro sonno, ma anche la qualità delle diverse fasi. Analizzeremo le app più innovative che utilizzano l'intelligenza artificiale per fornire consigli personalizzati sul sonno e tecniche di rilassamento basate sui dati raccolti.

Dedicheremo particolare attenzione alle routine pre-sonno, un elemento cruciale per preparare mente e corpo al riposo. Esploreremo tecniche di rilassamento e meditazione specificamente progettate per migliorare la qualità del sonno, e impareremo a creare rituali serali che segnalano al nostro corpo che è ora di rallentare e prepararsi al riposo.

Ci addentreremo anche in strategie più avanzate di biohacking del sonno, come l'uso della luce rossa, che ha dimostrato di avere effetti benefici sul sonno e sul recupero muscolare, la terapia del freddo, che può migliorare la qualità del sonno aumentando la produzione di melatonina, e il digiuno intermittente, che può aiutare a sincronizzare il nostro orologio interno.

Un capitolo intero sarà dedicato all'esplorazione del legame diretto tra la qualità del sonno e le nostre performance cognitive e professionali. Analizzeremo case studies di biohacker e CEO di successo che hanno rivoluzionato le loro vite attraverso l'ottimizzazione del sonno, offrendo ispirazione e strategie concrete che possono essere applicate in diversi contesti professionali. Per coloro che cercano di spingersi oltre i limiti, dedicheremo un capitolo alle tecniche avanzate utilizzate da atleti d'elite e performer di alto livello, inclusi i potenziali benefici e rischi del sonno polifasico.

Ogni capitolo di questo libro è progettato non solo per informare, ma per ispirare l'azione. Troverai esempi pratici, casi studio reali e consigli immediatamente applicabili che ti permetteranno di iniziare il tuo viaggio nel biohacking del sonno fin da subito. Che tu sia un biohacker esperto alla ricerca di tecniche avanzate o un principiante curioso di esplorare nuovi modi per migliorare la tua vita, questo libro ti fornirà gli strumenti e le conoscenze necessarie per trasformare le tue notti e potenziare le tue giornate.

Il biohacking del sonno non è una soluzione rapida o un trucco temporaneo. È un approccio olistico e scientifico per ottimizzare una delle funzioni più fondamentali del nostro organismo. È un viaggio di scoperta personale, dove imparerai a conoscere il tuo corpo e la tua mente in modi che non avresti mai immaginato. E i risultati possono essere davvero straordinari. Immagina di poter aumentare la tua produttività del 20%, di migliorare la tua memoria e la tua capacità di apprendimento, di rafforzare il tuo sistema immunitario e di ridurre significativamente il rischio di malattie croniche. Immagina di svegliarti ogni mattina sentendoti veramente riposato e pronto ad affrontare qualsiasi sfida. Tutto questo è possibile attraverso il biohacking del sonno.

Mentre ci imbarchiamo in questo viaggio insieme, ti invito a mantenere una mente aperta e uno spirito curioso. Alcune delle tecniche che esploreremo potrebbero sembrarti inizialmente strane o non convenzionali, ma sono tutte basate su solide evidenze scientifiche e sull'esperienza pratica di biohacker di successo in tutto il mondo. Ricorda, il sonno non è un lusso o una perdita di tempo. È un investimento fondamentale nella tua salute, nel tuo benessere e nel tuo successo. Attraverso il biohacking del sonno, non stai solo ottimizzando le tue notti; stai gettando le basi per una vita più ricca, più sana e più appagante.

Preparati a rivoluzionare il tuo sonno e, di conseguenza, la tua vita. Il viaggio nel mondo del biohacking del sonno sta per iniziare, e le possibilità sono infinite. Voltando questa pagina, fai il primo passo verso notti più rigeneranti e giorni più straordinari. Benvenuto nel futuro del sonno. Benvenuto nel tuo futuro migliore.

Capitolo I: : La Scienza del Sonno

Il sonno, un'attività che occupa circa un terzo della nostra vita, è molto più di un semplice periodo di inattività. È un processo complesso e dinamico che gioca un ruolo cruciale nella nostra salute fisica e mentale. In questo capitolo, ci immergeremo nelle profondità della scienza del sonno, esplorando i meccanismi che regolano questo stato affascinante e vitale. Inizieremo esaminando le diverse fasi del sonno, ciascuna con le sue caratteristiche uniche e funzioni specifiche. Successivamente, approfondiremo il ciclo circadiano, l'orologio biologico interno che governa i nostri ritmi di sonno e veglia, e scopriremo come sincronizzarlo per un riposo ottimale. Infine, analizzeremo le cause e le conseguenze del sonno disturbato, gettando le basi per comprendere l'importanza del biohacking del sonno.

Questo viaggio attraverso la scienza del sonno non solo soddisferà la vostra curiosità, ma vi fornirà anche le conoscenze fondamentali necessarie per iniziare a ottimizzare il vostro riposo notturno.

1.1 Fasi del Sonno: REM e non-REM

Il sonno non è uno stato uniforme, ma un ciclo dinamico composto da diverse fasi, ciascuna caratterizzata da modelli specifici di attività cerebrale, movimenti oculari e tono muscolare. Queste fasi si dividono in due categorie principali: il sonno REM (Rapid Eye Movement) e il sonno non-REM.

Il sonno non-REM, che occupa la maggior parte del nostro tempo di riposo, si suddivide ulteriormente in tre stadi. Il primo stadio, N1, è una fase di transizione tra la veglia e il sonno vero e proprio. Durante questa fase, che dura solo pochi minuti, il nostro corpo inizia a rilassarsi, i battiti cardiaci rallentano e la respirazione diventa più regolare. Le onde cerebrali iniziano a rallentare, passando dalle onde beta della veglia alle onde alfa e theta, più lente.

Il secondo stadio, N2, rappresenta circa il 50% del nostro tempo totale di sonno. In questa fase, la temperatura corporea diminuisce leggermente e il tono muscolare si riduce ulteriormente. Le onde cerebrali mostrano un pattern caratteristico chiamato "fusi del sonno" e "complessi K", che si ritiene siano fondamentali per la consolidazione della memoria e l'apprendimento.

Il terzo stadio, N3, è conosciuto come sonno profondo o sonno a onde lente. Questa fase è cruciale per il recupero fisico e mentale. Durante il sonno profondo, il corpo rilascia l'ormone della crescita, essenziale per la riparazione e la rigenerazione dei tessuti. Le onde cerebrali in questa fase sono lente e di grande ampiezza, note come onde delta. È in questo stadio che si verificano fenomeni come il sonnambulismo e il parlare nel sonno.

Il sonno REM, caratterizzato da rapidi movimenti oculari sotto le palpebre chiuse, rappresenta circa il 20-25% del sonno totale negli adulti. Nonostante il cervello sia altamente attivo durante questa fase, con un'attività elettrica simile a quella della veglia, il corpo è temporaneamente paralizzato, un meccanismo che previene di agire fisicamente i nostri sogni. È durante la fase REM che si verificano i sogni più vividi e narrativi.

Un ciclo completo di sonno, che passa attraverso tutte queste fasi, dura tipicamente 90-110 minuti. Nel corso di una notte, una persona attraversa in media 4-5 cicli completi. Tuttavia, la distribuzione delle fasi all'interno di questi cicli cambia nel corso della notte. Nelle prime ore di sonno, predominano gli stadi di sonno profondo non-REM, mentre verso la fine della notte, gli episodi di sonno REM diventano più lunghi e frequenti.

Comprendere queste fasi del sonno è fondamentale per il biohacking del sonno, poiché ciascuna fase svolge ruoli specifici nel nostro recupero fisico e mentale. Il sonno profondo non-REM, per esempio, è cruciale per il recupero fisico, la consolidazione della memoria dichiarativa (fatti e eventi) e il rafforzamento del sistema immunitario. Il sonno REM, d'altra parte, è essenziale per la regolazione emotiva, la consolidazione della memoria procedurale (competenze e abilità) e la creatività.

Monitorare e ottimizzare queste fasi del sonno può portare a miglioramenti significativi nella qualità del riposo e, di conseguenza, nelle prestazioni diurne. Tecnologie avanzate di monitoraggio del sonno, come i dispositivi indossabili e le app per smartphone, ci permettono ora di tracciare queste fasi con una precisione sempre maggiore, fornendoci dati preziosi per personalizzare le nostre strategie di biohacking del sonno.

Inoltre, comprendere la struttura ciclica del sonno ci aiuta a capire perché alcuni momenti della notte sono più critici di altri per un risveglio rinfrescante. Svegliarsi durante una fase di sonno leggero può portare a una sensazione di maggiore vigilanza e prontezza, mentre un risveglio durante il sonno profondo può risultare in una sensazione di intontimento e disorientamento, nota come "inerzia del sonno".

Le fasi del sonno non sono statiche nel corso della vita. I neonati, per esempio, trascorrono molto più tempo in sonno REM rispetto agli adulti, il che si ritiene sia cruciale per lo sviluppo cerebrale. Con l'avanzare dell'età, la quantità di sonno profondo tende a diminuire, il che può contribuire ai problemi di memoria e di recupero fisico spesso associati all'invecchiamento.

Conoscere queste variazioni legate all'età può aiutarci a adattare le nostre strategie di biohacking del sonno alle diverse fasi della vita, garantendo un riposo ottimale in ogni momento.

In conclusione, le fasi del sonno REM e non-REM sono i mattoni fondamentali su cui si costruisce una notte di riposo ristoratore. Comprendere queste fasi, il loro ruolo nel nostro benessere e come variano nel corso della notte e della vita è il primo passo verso un approccio informato e scientifico al biohacking del sonno. Nei prossimi sottocapitoli, esploreremo come queste fasi interagiscono con il nostro ciclo circadiano e come possiamo utilizzare questa conoscenza per ottimizzare il nostro riposo notturno.

1.2 Ciclo circadiano: sincronizzazione e impatto sul riposo

Il ciclo circadiano, spesso definito come il nostro "orologio biologico interno", è un ritmo naturale che regola numerose funzioni fisiologiche e comportamentali nell'arco delle 24 ore. Questo sofisticato meccanismo biologico non influenza solo i nostri pattern di sonno e veglia, ma orchestraun'ampia gamma di processi corporei, dalla temperatura corporea alla produzione ormonale, dalla pressione sanguigna alla digestione.

Il termine "circadiano" deriva dal latino "circa diem", che significa "intorno al giorno", riflettendo la natura ciclica di questi ritmi che si ripetono approssimativamente ogni 24 ore. Il nostro orologio biologico principale, o "master clock", si trova in una piccola regione del cervello chiamata nucleo soprachiasmatico (SCN), situata nell'ipotalamo. Questo gruppo di circa 20.000 neuroni agisce come un direttore d'orchestra, coordinando i ritmi di vari "orologi periferici" presenti in diversi organi e tessuti del corpo.

Uno degli aspetti più affascinanti del ciclo circadiano è la sua capacità di sincronizzarsi con l'ambiente esterno. Il segnale più potente per questa sincronizzazione è la luce. Quando la luce colpisce la retina, vengono inviati segnali direttamente al SCN, che a sua volta regola la produzione di melatonina, l'ormone del sonno, dalla ghiandola pineale. La luce blu, in particolare, ha un forte effetto soppressivo sulla melatonina, motivo per cui l'esposizione alla luce degli schermi digitali prima di coricarsi può interferire con il sonno.

Oltre alla luce, altri fattori esterni, noti come "zeitgebers" (dal tedesco "donatori di tempo"), possono influenzare il nostro ciclo circadiano. Questi includono i tempi dei pasti, l'attività fisica e le interazioni sociali. Comprendere e manipolare strategicamente questi zeitgebers è un aspetto cruciale del biohacking del sonno.

Il ciclo circadiano non è uniforme nel corso delle 24 ore. Invece, segue un pattern di alti e bassi in varie funzioni corporee. Per esempio, la temperatura corporea raggiunge il suo picco nel tardo pomeriggio e scende al minimo nelle prime ore del mattino. La produzione di cortisolo, l'ormone dello stress, aumenta rapidamente al risveglio (fenomeno noto come "cortisol awakening response") e diminuisce gradualmente nel corso della giornata. La melatonina, d'altra parte, inizia ad aumentare la sera, raggiungendo il picco nel mezzo della notte.

Questi ritmi circadiani hanno un profondo impatto sulla nostra vigilanza, le prestazioni cognitive e persino sull'umore. Molte persone sperimentano un calo di energia e attenzione nel primo pomeriggio, un fenomeno spesso attribuito al ritmo circadiano piuttosto che semplicemente al pranzo. Allo stesso modo, c'è spesso un picco di vigilanza e prestazioni cognitive nel tardo pomeriggio o nella prima serata.

La sincronizzazione ottimale del ciclo circadiano con il nostro ambiente e le nostre attività quotidiane è fondamentale per un sonno di qualità e per il benessere generale. Quando il nostro orologio interno è disallineato con l'ambiente esterno, possiamo sperimentare ciò che è noto come "jet lag sociale". Questo può verificarsi, per esempio, quando lavoriamo a turni o quando manteniamo orari di sonno radicalmente diversi durante i fine settimana rispetto ai giorni feriali.

Il jet lag sociale può portare a una serie di conseguenze negative, tra cui difficoltà ad addormentarsi, risvegli notturni frequenti, sonnolenza diurna e persino impatti a lungo termine sulla salute metabolica e cardiovascolare. Studi hanno dimostrato che le persone con orari di sonno irregolari hanno un rischio maggiore di obesità, diabete di tipo 2 e malattie cardiache.

Nel contesto del biohacking del sonno, comprendere e ottimizzare il proprio ciclo circadiano diventa un obiettivo primario. Ci sono diverse strategie che possiamo impiegare per allineare meglio il nostro orologio interno con il nostro stile di vita:

1. Esposizione strategica alla luce: Esporsi alla luce brillante al mattino può aiutare a sopprimere la produzione di melatonina e aumentare la vigilanza. Al contrario, ridurre l'esposizione alla luce blu la sera può facilitare il rilascio di melatonina e preparare il corpo al sonno.

2. Orari dei pasti regolari: Il nostro sistema digestivo ha il suo orologio circadiano. Mantenere orari di pasto regolari può aiutare a sincronizzare questo orologio periferico con il nostro orologio principale.

3. Routine di sonno coerente: Andare a letto e svegliarsi più o meno alla stessa ora ogni giorno, anche nei fine settimana, può aiutare a mantenere un ciclo circadiano stabile.

4. Esercizio fisico programmato: L'attività fisica può influenzare il nostro ciclo circadiano. L'esercizio mattutino può aiutare a sincronizzare il nostro orologio con la luce del giorno, mentre l'esercizio serale, se non troppo intenso, può facilitare il sonno aumentando la temperatura corporea seguita da un successivo raffreddamento.

5. Gestione della temperatura: Poiché la temperatura corporea segue un ritmo circadiano, manipolare la temperatura ambientale può influenzare il sonno. Un ambiente fresco la sera può facilitare l'addormentamento.

6. Supplementazione mirata: In alcuni casi, l'uso strategico di integratori come la melatonina può aiutare a riallineare il ciclo circadiano, soprattutto in situazioni di jet lag o lavoro a turni.

È importante notare che non esiste un approccio unico per tutti quando si tratta di ottimizzare il ciclo circadiano. Le persone hanno naturalmente diverse preferenze circadiane, comunemente note come cronotipi. Alcuni sono "allodole", naturalmente inclini a svegliarsi presto e ad andare a letto presto, mentre altri sono "gufi", più produttivi la sera e inclini a dormire fino a tardi. Riconoscere e lavorare con il proprio cronotipo naturale, piuttosto che contro di esso, può essere una strategia efficace nel biohacking del sonno.

Inoltre, il nostro ciclo circadiano non è statico nel corso della vita. I bambini tendono ad essere più "allodole", gli adolescenti spesso diventano "gufi", e molti adulti più anziani tornano ad essere "allodole". Queste variazioni legate all'età sottolineano l'importanza di un approccio personalizzato e adattabile al biohacking del sonno.

In conclusione, il ciclo circadiano è un elemento fondamentale della nostra fisiologia che influenza profondamente non solo il nostro sonno, ma quasi ogni aspetto del nostro funzionamento quotidiano. Comprendere come funziona questo orologio interno e come possiamo sincronizzarlo in modo ottimale con il nostro ambiente e il nostro stile di vita è un passo cruciale verso un sonno migliore e una vita più sana ed energica. Nel prossimo sottocapitolo, esploreremo le cause e le conseguenze del sonno disturbato, completando così il nostro viaggio attraverso la scienza fondamentale del sonno.

1.3 Cause e conseguenze del sonno disturbato

Il sonno disturbato è un fenomeno complesso che può manifestarsi in varie forme e avere molteplici cause. In questa sezione, esploreremo in dettaglio le principali cause del sonno disturbato e le sue conseguenze a breve e lungo termine sulla salute fisica e mentale. Questa comprensione approfondita ci fornirà una base solida per sviluppare strategie efficaci di biohacking del sonno.

Le cause del sonno disturbato possono essere suddivise in fattori esterni e interni. Tra i fattori esterni, uno dei più significativi è l'ambiente di sonno. Un ambiente non ottimale può compromettere seriamente la qualità del riposo. Il rumore, per esempio, anche se non ci sveglia completamente, può causare micro-risvegli che frammentano il sonno e ne riducono la qualità. Studi hanno dimostrato che l'esposizione cronica al rumore notturno, come quello del traffico nelle aree urbane, può portare a un aumento della pressione sanguigna e a un maggior rischio di malattie cardiovascolari.

La luce è un altro fattore ambientale critico. Come abbiamo discusso nella sezione sul ciclo circadiano, l'esposizione alla luce, specialmente quella blu, può sopprimere la produzione di melatonina e rendere difficile l'addormentamento. Questo è particolarmente rilevante nell'era digitale, dove molti di noi trascorrono le ore serali fissando schermi di smartphone, tablet o computer. La luce emessa da questi dispositivi può ingannare il nostro cervello, facendogli credere che sia ancora giorno e ritardando l'inizio del sonno.

La temperatura è un altro elemento cruciale. Il nostro corpo ha bisogno di raffreddarsi leggermente per addormentarsi e mantenere un sonno profondo. Un ambiente troppo caldo o troppo freddo può interferire con questo processo naturale. Studi hanno dimostrato che la temperatura ottimale per il sonno varia da persona a persona, ma generalmente si aggira intorno ai 18-20 gradi Celsius.

Passando ai fattori interni, lo stress è una delle cause più comuni di sonno disturbato. Quando siamo stressati, il nostro corpo produce livelli elevati di cortisolo, l'ormone dello stress, che può interferire con la produzione di melatonina e rendere difficile l'addormentamento. Inoltre, lo stress può portare a un'iperattivazione del sistema nervoso simpatico, mantenendoci in uno stato di "allerta" anche quando cerchiamo di rilassarci per dormire.

L'ansia e la depressione sono strettamente legate allo stress e possono avere un impatto significativo sul sonno. Le persone che soffrono di ansia spesso riferiscono difficoltà ad addormentarsi a causa di pensieri intrusivi e preoccupazioni. La depressione, d'altra parte, può portare sia a insonnia che a ipersonnia (sonno eccessivo), a seconda dell'individuo.

Le abitudini alimentari giocano anche un ruolo importante nella qualità del sonno. Il consumo di caffeina, anche se avviene molte ore prima di coricarsi, può interferire con il sonno. La caffeina ha un'emivita di circa 5-6 ore, il che significa che dopo questo periodo, metà della caffeina consumata è ancora nel nostro sistema. Per alcune persone particolarmente sensibili, gli effetti possono durare ancora più a lungo.

L'alcol è un'altra sostanza che può disturbare il sonno. Sebbene molte persone utilizzino l'alcol come "sonnifero" per addormentarsi più facilmente, in realtà esso interferisce con la qualità del sonno. L'alcol può sopprimere il sonno REM, portando a un sonno meno ristoratore e a una maggiore probabilità di risvegli notturni una volta che l'effetto sedativo iniziale svanisce.

I pasti pesanti consumati poco prima di coricarsi possono anche disturbare il sonno. La digestione richiede energia e può aumentare la temperatura corporea, rendendo più difficile l'addormentamento. Inoltre, i cibi piccanti o acidi possono causare reflusso gastroesofageo, che può peggiorare quando ci si sdraia, causando disagio e interruzioni del sonno.

L'attività fisica, se praticata nel momento sbagliato, può interferire con il sonno. L'esercizio intenso nelle ore serali può aumentare la temperatura corporea e i livelli di adrenalina, rendendo difficile l'addormentamento. Tuttavia, l'attività fisica regolare durante il giorno può effettivamente migliorare la qualità del sonno.

Ci sono anche fattori medici che possono causare disturbi del sonno. L'apnea notturna, per esempio, è una condizione in cui la respirazione si interrompe ripetutamente durante il sonno, portando a risvegli frequenti e a una qualità del sonno gravemente compromessa. La sindrome delle gambe senza riposo, caratterizzata da un impulso irresistibile a muovere le gambe, spesso accompagnato da sensazioni sgradevoli, può rendere difficile l'addormentamento e mantenere il sonno.

Le conseguenze del sonno disturbato sono vaste e possono influenzare quasi ogni aspetto della nostra vita. A breve termine, una notte di sonno insufficiente o di scarsa qualità può portare a sonnolenza diurna, difficoltà di concentrazione, irritabilità e cambiamenti d'umore. La nostra capacità di prendere decisioni e di reagire rapidamente è compromessa, aumentando il rischio di incidenti sul lavoro o alla guida.

La privazione del sonno a breve termine può anche influenzare il nostro appetito e le scelte alimentari. Studi hanno dimostrato che le persone private del sonno tendono a consumare più calorie, specialmente da cibi ad alto contenuto di grassi e zuccheri. Questo è dovuto in parte a cambiamenti negli ormoni che regolano l'appetito: la grelina, che stimola la fame, aumenta, mentre la leptina, che segnala la sazietà, diminuisce.

A lungo termine, le conseguenze del sonno disturbato cronico possono essere ancora più gravi. Numerosi studi hanno collegato la privazione cronica del sonno a una serie di problemi di salute, tra cui:

1. Malattie cardiovascolari: Il sonno insufficiente è stato associato a un aumento del rischio di ipertensione, malattie coronariche e ictus. Durante il sonno, la pressione sanguigna normalmente si abbassa. Quando il sonno è disturbato, questo "dipping" notturno della pressione sanguigna può essere compromesso, aumentando lo stress sul sistema cardiovascolare.

2. Diabete di tipo 2: La privazione del sonno può influenzare il modo in cui il nostro corpo processa il glucosio, portando a una ridotta sensibilità all'insulina. Studi hanno dimostrato che anche una sola notte di sonno insufficiente può indurre uno stato di insulino-resistenza temporanea in individui sani.

3. Obesità: Come menzionato in precedenza, la mancanza di sonno può influenzare gli ormoni che regolano l'appetito. Nel lungo termine, questo può contribuire all'aumento di peso e all'obesità. Inoltre, la stanchezza causata dalla mancanza di sonno può ridurre la motivazione all'esercizio fisico, contribuendo ulteriormente al problema.

4. Problemi di salute mentale: Il sonno disturbato cronico è strettamente legato a disturbi dell'umore come la depressione e l'ansia. La relazione tra sonno e salute mentale è bidirezionale: i problemi di sonno possono contribuire allo sviluppo di disturbi mentali, e questi a loro volta possono peggiorare i problemi di sonno, creando un circolo vizioso.

5. Compromissione cognitiva: La privazione cronica del sonno può avere effetti duraturi sulle funzioni cognitive. Studi hanno dimostrato che può influenzare negativamente la memoria, l'apprendimento e persino aumentare il rischio di declino cognitivo e demenza in età avanzata.

6. Indebolimento del sistema immunitario: Il sonno gioca un ruolo cruciale nel mantenimento di un sistema immunitario sano. La privazione cronica del sonno può rendere il corpo più suscettibile alle infezioni e può persino influenzare la risposta ai vaccini, rendendoli meno efficaci.

7. Problemi digestivi: Il sonno insufficiente può influenzare negativamente la salute del microbioma intestinale, che a sua volta può avere ripercussioni su vari aspetti della nostra salute, dalla digestione all'umore.

8. Disfunzione sessuale: La mancanza di sonno può portare a una diminuzione della libido e, negli uomini, può aumentare il rischio di disfunzione erettile.

9. Invecchiamento accelerato: Alcuni studi suggeriscono che la privazione cronica del sonno possa accelerare il processo di invecchiamento cellulare, influenzando negativamente la lunghezza dei telomeri, strutture che proteggono il nostro DNA.

10. Aumento del rischio di incidenti: La sonnolenza causata dalla privazione del sonno aumenta significativamente il rischio di incidenti sul lavoro e alla guida. Secondo alcune stime, la guida in stato di privazione del sonno può essere pericolosa quanto la guida in stato di ebbrezza.

È importante notare che gli effetti del sonno disturbato possono accumularsi nel tempo. Molte persone si abituano a dormire poco e potrebbero non rendersi conto degli effetti negativi sulla loro salute e prestazioni. Tuttavia, gli studi mostrano che anche se ci si sente "adattati" alla privazione del sonno, le funzioni cognitive continuano a essere compromesse.

La buona notizia è che molti degli effetti negativi del sonno disturbato possono essere mitigati o persino invertiti migliorando la qualità e la quantità del sonno. Questo è uno degli obiettivi principali del biohacking del sonno: non solo migliorare il sonno in sé, ma anche ottimizzare tutti gli aspetti della salute e delle prestazioni che sono influenzati dal sonno.

Per affrontare efficacemente il sonno disturbato, è essenziale adottare un approccio olistico che tenga conto di tutti i fattori che possono influenzare il riposo notturno. Questo include:

1. Igiene del sonno: Stabilire una routine regolare di sonno, creare un ambiente di sonno ottimale e praticare attività rilassanti prima di coricarsi sono tutti elementi fondamentali di una buona igiene del sonno.

2. Gestione dello stress: Tecniche di rilassamento come la meditazione, lo yoga o la respirazione profonda possono aiutare a ridurre lo stress e preparare il corpo e la mente al sonno.

3. Dieta e nutrizione: Prestare attenzione a ciò che mangiamo e beviamo, specialmente nelle ore precedenti il sonno, può avere un impatto significativo sulla qualità del riposo.

4. Esercizio fisico: L'attività fisica regolare può migliorare la qualità del sonno, ma è importante trovare il momento giusto della giornata per l'esercizio in base alle proprie esigenze individuali.

5. Gestione della luce: Controllare l'esposizione alla luce, soprattutto alla luce blu nelle ore serali, può aiutare a mantenere un ciclo circadiano sano.

6. Tecnologia: Utilizzare dispositivi di monitoraggio del sonno può fornire informazioni preziose sui nostri pattern di sonno e aiutarci a identificare aree di miglioramento.

7. Supplementazione mirata: In alcuni casi, l'uso di integratori come la melatonina, la magnesio o erbe adattogene può essere utile per migliorare la qualità del sonno.

8. Terapie cognitive: Per coloro che soffrono di insonnia cronica, la terapia cognitivo-comportamentale per l'insonnia (CBT-I) si è dimostrata altamente efficace.

È importante ricordare che non esiste un approccio universale per migliorare il sonno. Ciò che funziona per una persona potrebbe non funzionare per un'altra. Il biohacking del sonno è un processo di sperimentazione e personalizzazione, in cui si cercano le strategie più efficaci per il proprio corpo e stile di vita unici.

Inoltre, mentre il biohacking del sonno può essere estremamente efficace per molte persone, è importante riconoscere quando potrebbe essere necessario cercare l'aiuto di un professionista del sonno. Condizioni come l'apnea notturna, l'insonnia cronica o altri disturbi del sonno potrebbero richiedere una valutazione e un trattamento medico specializzato.

In conclusione, il sonno disturbato è un problema complesso con molteplici cause e conseguenze di vasta portata. Comprendere queste cause e conseguenze è il primo passo verso un sonno migliore. Il biohacking del sonno offre un approccio proattivo e personalizzato per ottimizzare il riposo notturno, con il potenziale di migliorare significativamente non solo la qualità del sonno, ma anche la salute generale, il benessere e le prestazioni in tutti gli aspetti della vita.

Nei prossimi capitoli, esploreremo in dettaglio le varie strategie e tecniche di biohacking del sonno, fornendovi gli strumenti necessari per prendere il controllo del vostro riposo notturno e sbloccare il vostro pieno potenziale. Ricordate, il sonno non è un lusso o una perdita di tempo, ma un investimento fondamentale nella vostra salute e nel vostro successo. Con le conoscenze e le strategie giuste, potete trasformare le vostre notti e, di conseguenza, le vostre giornate.

Capitolo II: Ottimizzazione Ambientale per il Sonno Perfetto

Il sonno, quel prezioso terzo della nostra vita che troppo spesso diamo per scontato, è profondamente influenzato dall'ambiente in cui ci immergiamo ogni notte. Immaginate di entrare in una stanza perfettamente calibrata per il riposo: l'aria è fresca e pura, la temperatura è ideale, nessun rumore disturba la quiete, e la luce è così delicatamente modulata che i vostri occhi si chiudono quasi spontaneamente. Questo non è un sogno irraggiungibile, ma una realtà che possiamo creare attraverso l'ottimizzazione ambientale, un pilastro fondamentale del biohacking del sonno.

In questo capitolo, ci immergeremo nelle profondità dell'arte e della scienza di creare l'ambiente di sonno perfetto. Esploreremo come ogni elemento del nostro spazio notturno - dall'aria che respiriamo alla luce che ci circonda, dal suono (o la sua assenza) che raggiunge le nostre orecchie alla temperatura che avvolge il nostro corpo - possa essere finemente sintonizzato per promuovere un sonno profondo e ristoratore.

L'ottimizzazione ambientale non è un lusso, ma una necessità biologica. Il nostro corpo è una macchina finemente regolata, evolutasi per milioni di anni in sintonia con i ritmi della natura. Nell'era moderna, ci troviamo spesso in ambienti che contrastano con questi ritmi naturali: luci artificiali che confondono il nostro orologio interno, rumori costanti che mantengono il nostro sistema nervoso in uno stato di allerta, temperature che non favoriscono il naturale raffreddamento notturno del nostro corpo. Ricreare un ambiente che rispetti e supporti i nostri ritmi biologici è quindi un passo cruciale verso un sonno ottimale.

Inizieremo esplorando il ruolo critico della temperatura, dell'umidità e della ventilazione nel promuovere un sonno di qualità. Scopriremo come il nostro corpo regola la sua temperatura durante la notte e come possiamo creare le condizioni ambientali ideali per supportare questo processo naturale. Esamineremo le ultime ricerche sulla "termoregolazione del sonno" e come possiamo applicare queste conoscenze per creare un microclima perfetto nella nostra camera da letto.

Successivamente, ci addentreremo nel mondo affascinante della luce e del suo impatto sul sonno. La luce non è solo un modo per vedere; è un potente regolatore del nostro orologio biologico. Esploreremo come la luce blu, così pervasiva nei nostri dispositivi elettronici, possa sabotare il nostro sonno, e impareremo strategie efficaci per mitigare questo effetto. Allo stesso tempo, scopriremo il potenziale sorprendente della luce rossa nel promuovere il rilassamento e preparare il corpo per un sonno profondo.

Infine, affronteremo la sfida del rumore, un nemico subdolo del buon sonno. In un mondo sempre più rumoroso, creare un'oasi di tranquillità può sembrare un'impresa impossibile. Tuttavia, attraverso una combinazione di tecniche passive e attive di riduzione del rumore, vedremo come è possibile creare un ambiente sonoro ideale per il riposo, anche in mezzo al caos urbano.

L'ottimizzazione ambientale per il sonno non è solo una questione di comfort; è una strategia potente per migliorare la nostra salute, le nostre prestazioni cognitive e il nostro benessere generale. Un ambiente di sonno ottimizzato può aiutarci ad addormentarci più rapidamente, a dormire più profondamente e a svegliarci sentendoci davvero riposati e rinvigoriti.

Mentre ci imbarchiamo in questo viaggio di ottimizzazione ambientale, ricordate che il nostro obiettivo non è solo creare una camera da letto perfetta, ma riprogrammare il nostro rapporto con il sonno stesso. Attraverso la comprensione e il controllo del nostro ambiente di sonno, stiamo facendo un passo importante verso il controllo della nostra salute e del nostro benessere.

Preparatevi a trasformare la vostra camera da letto in un santuario del sonno, un luogo dove ogni elemento è attentamente calibrato per supportare il vostro riposo notturno. Che siate alle prese con problemi di sonno cronici o semplicemente alla ricerca di modi per ottimizzare ulteriormente il vostro riposo, le strategie che esploreremo in questo capitolo vi forniranno gli strumenti per fare del vostro ambiente di sonno un potente alleato nella vostra ricerca di un riposo perfetto.

2.1 Temperatura ideale, umidità e ventilazione

Il controllo della temperatura, dell'umidità e della ventilazione nella camera da letto è fondamentale per creare l'ambiente di sonno perfetto. Questi fattori ambientali influenzano direttamente i processi fisiologici che regolano il nostro sonno, e la loro ottimizzazione può portare a miglioramenti significativi nella qualità e nella durata del riposo notturno.

Iniziamo dalla temperatura. Il nostro corpo segue un ritmo circadiano di temperatura, con un picco nel tardo pomeriggio e un minimo nelle prime ore del mattino. Questo calo notturno della temperatura corporea è un segnale cruciale per l'inizio e il mantenimento del sonno. Un ambiente troppo caldo può interferire con questo processo naturale, rendendo difficile l'addormentamento e causando risvegli notturni.

Studi scientifici hanno dimostrato che la temperatura ideale per il sonno varia leggermente da persona a persona, ma generalmente si colloca tra i 15,5°C e i 19,5°C (60-67°F). Questa gamma di temperature favorisce il naturale raffreddamento del corpo necessario per un sonno profondo e ristoratore. Tuttavia, è importante notare che questi valori sono indicativi e possono variare in base a fattori individuali come l'età, il sesso e le preferenze personali.

Per esempio, gli anziani tendono a preferire temperature leggermente più alte per dormire, in parte a causa di un metabolismo più lento e di una circolazione meno efficiente. I bambini, d'altra parte, spesso dormono meglio a temperature leggermente più basse rispetto agli adulti. Le donne, in media, tendono a preferire temperature di sonno leggermente più alte rispetto agli uomini, una differenza che può essere particolarmente pronunciata durante le fasi del ciclo mestruale o durante la menopausa.

L'ottimizzazione della temperatura per il sonno non si limita alla regolazione del termostato. La scelta dei materiali per il letto e la biancheria gioca un ruolo cruciale. Materassi e cuscini con tecnologie di raffreddamento, come gel o materiali a cambiamento di fase, possono aiutare a mantenere una temperatura confortevole durante la notte. Allo stesso modo, lenzuola e coperte in materiali traspiranti come il cotone, il bambù o fibre sintetiche specializzate possono favorire una migliore regolazione della temperatura corporea.

Un'innovazione interessante nel campo del biohacking del sonno è rappresentata dai sistemi di controllo della temperatura del letto. Questi dispositivi, come il ChiliPad o l'Eight Sleep Pod, permettono di regolare con precisione la temperatura del materasso, alcuni offrendo persino la possibilità di programmare variazioni di temperatura nel corso della notte per mimare il naturale ritmo circadiano della temperatura corporea.

Passando all'umidità, questo è un fattore spesso trascurato ma altrettanto importante per la qualità del sonno. L'umidità relativa ideale per il sonno si colloca tra il 30% e il 50%. Un ambiente troppo secco può causare irritazione alle vie respiratorie, secchezza della pelle e degli occhi, e aumentare la suscettibilità alle infezioni respiratorie. D'altra parte, un'umidità eccessiva può favorire la crescita di muffe e acari della polvere, potenziali allergeni che possono disturbare il sonno, oltre a creare una sensazione di calore appiccicoso che rende difficile il riposo.

Il controllo dell'umidità può essere ottenuto attraverso l'uso di umidificatori o deumidificatori, a seconda delle condizioni ambientali. In climi secchi, un umidificatore può fare la differenza tra una notte di sonno frammentato e un riposo profondo e ristoratore. Nei climi umidi, un deumidificatore può creare un ambiente più confortevole e salubre per il sonno.

Esistono anche soluzioni più avanzate per il controllo dell'umidità. Alcuni sistemi di climatizzazione intelligenti integrano sensori di umidità e possono regolare automaticamente non solo la temperatura, ma anche l'umidità dell'ambiente. Questi sistemi possono essere particolarmente utili in aree con grandi fluttuazioni stagionali di umidità.

La ventilazione è il terzo elemento chiave per creare un ambiente di sonno ottimale. Una buona circolazione dell'aria non solo aiuta a mantenere una temperatura confortevole, ma contribuisce anche a mantenere livelli di ossigeno adeguati e a ridurre l'accumulo di anidride carbonica, che può causare sonnolenza e mal di testa al risveglio.

La ventilazione può essere migliorata in diversi modi. L'apertura delle finestre, quando le condizioni climatiche e di sicurezza lo permettono, è un metodo semplice ma efficace per rinnovare l'aria nella camera da letto. Tuttavia, in ambienti urbani o in condizioni climatiche estreme, questo potrebbe non essere sempre praticabile.

I ventilatori da soffitto o da tavolo possono essere utili non solo per creare un flusso d'aria, ma anche per generare un leggero rumore bianco che può mascherare disturbi sonori e favorire il sonno. Alcuni studi suggeriscono che il movimento dell'aria creato da un ventilatore può anche aiutare a ridurre il rischio di sindrome da morte improvvisa del lattante (SIDS) nei neonati.

Per coloro che vivono in aree con elevato inquinamento atmosferico o che soffrono di allergie, l'uso di purificatori d'aria nella camera da letto può fare una grande differenza. I purificatori d'aria con filtri HEPA possono rimuovere particelle fini, pollini, e altri allergeni dall'aria, creando un ambiente più salubre per il sonno. Alcuni modelli avanzati includono anche sensori che monitorano costantemente la qualità dell'aria e regolano automaticamente il loro funzionamento.

Un aspetto spesso trascurato della ventilazione è il ricambio di anidride carbonica. Durante la notte, i livelli di CO_2 in una camera da letto chiusa possono aumentare significativamente, soprattutto se ci sono più persone che dormono nella stessa stanza. Livelli elevati di CO_2 possono portare a sonno disturbato, mal di testa al risveglio e una sensazione generale di stanchezza. Sistemi di ventilazione controllata con recupero di calore (MVHR) possono essere una soluzione efficace per mantenere un flusso costante di aria fresca senza compromettere l'efficienza energetica.

L'interazione tra temperatura, umidità e ventilazione è complessa e può variare significativamente in base al clima locale e alle condizioni dell'edificio. Per questo motivo, un approccio personalizzato e adattivo è spesso la chiave per ottimizzare l'ambiente di sonno. Dispositivi di monitoraggio ambientale, come termometri e igrometri smart, possono fornire dati preziosi per comprendere e migliorare le condizioni della propria camera da letto nel tempo.

È importante anche considerare come questi fattori ambientali possano cambiare durante la notte. La temperatura corporea, per esempio, raggiunge il suo minimo nelle prime ore del mattino, circa due ore prima del nostro normale orario di risveglio. Alcuni esperti suggeriscono che una leggera diminuzione della temperatura ambiente verso la fine della notte potrebbe favorire un sonno più profondo in questa fase cruciale.

L'ottimizzazione di temperatura, umidità e ventilazione non è solo una questione di comfort, ma può avere impatti significativi sulla salute. Un ambiente di sonno ben regolato può migliorare la qualità del sonno, ridurre il rischio di disturbi respiratori legati al sonno come l'apnea notturna, e persino influenzare positivamente il metabolismo e la regolazione ormonale.

Per coloro che viaggiano frequentemente, mantenere condizioni di sonno ottimali può essere una sfida. Tuttavia, ci sono strategie che possono essere adottate anche in hotel o ambienti temporanei. Portare con sé un piccolo ventilatore da viaggio, utilizzare app per smartphone che simulano il rumore bianco, e impiegare tecniche di raffreddamento corporeo come una doccia fresca prima di coricarsi possono aiutare a replicare le condizioni ideali di sonno anche lontano da casa.

In conclusione, l'ottimizzazione di temperatura, umidità e ventilazione è un aspetto fondamentale del biohacking del sonno. Creando un ambiente che supporti i nostri ritmi biologici naturali, possiamo migliorare significativamente la qualità e l'efficienza del nostro riposo notturno. Mentre le linee guida generali forniscono un buon punto di partenza, è importante ricordare che le esigenze individuali possono variare. Sperimentare con diverse impostazioni e monitorare attentamente la qualità del proprio sonno è la chiave per trovare la combinazione perfetta per il proprio corpo e le proprie preferenze.

2.2 Riduzione della luce blu e uso della luce rossa

La luce, spesso sottovalutata nella sua influenza sul sonno, gioca un ruolo fondamentale nella regolazione del nostro ritmo circadiano e, di conseguenza, nella qualità del nostro riposo notturno.
In particolare, la luce blu e la luce rossa hanno effetti diametralmente opposti sul nostro organismo, e comprendere questi effetti è cruciale per ottimizzare il nostro ambiente di sonno.

La luce blu, con la sua lunghezza d'onda corta e ad alta energia, è naturalmente abbondante nella luce solare diurna. Il nostro corpo ha evoluto una sensibilità particolare a questa luce come un segnale per essere vigili e attivi. Quando i nostri occhi percepiscono la luce blu, inviano segnali al cervello per sopprimere la produzione di melatonina, l'ormone che regola il sonno. Questo meccanismo è estremamente utile durante il giorno, mantenendoci svegli e attenti.

Tuttavia, nell'era digitale, siamo costantemente esposti a fonti artificiali di luce blu ben oltre il tramonto. I nostri smartphone, tablet, computer e persino le moderne lampadine a LED emettono quantità significative di luce blu. Questa esposizione prolungata può confondere il nostro orologio biologico interno, facendogli credere che sia ancora giorno quando in realtà è ora di prepararsi per il sonno.

Gli effetti dell'esposizione alla luce blu nelle ore serali possono essere profondi. Numerosi studi hanno dimostrato che l'uso di dispositivi che emettono luce blu prima di coricarsi può ritardare l'inizio del sonno, ridurre la quantità di sonno REM e diminuire i livelli di melatonina. Uno studio pubblicato sul Journal of Clinical Endocrinology & Metabolism ha rilevato che l'esposizione alla luce blu può sopprimere la produzione di melatonina per il doppio del tempo rispetto ad altri tipi di luce e spostare il ritmo circadiano fino a 3 ore.

La buona notizia è che esistono numerose strategie per mitigare gli effetti negativi della luce blu:

1. Filtri per luce blu: Molti dispositivi moderni offrono impostazioni integrate per ridurre l'emissione di luce blu nelle ore serali. Su iPhone e iPad, questa funzione si chiama "Night Shift", mentre su Android è nota come "Filtro luce blu" o "Comfort View". Per i computer, esistono software come f.lux che regolano automaticamente la temperatura del colore dello schermo in base all'ora del giorno.

2. Occhiali che bloccano la luce blu: Indossare occhiali speciali che filtrano la luce blu nelle ore serali può essere un'efficace strategia di protezione, soprattutto per coloro che non possono evitare l'uso di dispositivi elettronici prima di coricarsi.

3. Lampadine e illuminazione intelligente: L'adozione di sistemi di illuminazione intelligenti che possono regolare la temperatura del colore nel corso della giornata può aiutare a sincronizzare il nostro ritmo circadiano con il ciclo naturale di luce e buio.

4. Regola delle 2-1-0: Questa regola suggerisce di spegnere tutti i dispositivi elettronici 2 ore prima di coricarsi, di non consumare alcol 1 ora prima del sonno, e di azzerare gli spuntini notturni.

Mentre riduciamo l'esposizione alla luce blu, possiamo sfruttare i benefici della luce rossa per preparare il nostro corpo al sonno. La luce rossa, con la sua lunghezza d'onda più lunga e bassa energia, ha dimostrato di avere effetti benefici sul sonno e sul recupero cellulare.

Contrariamente alla luce blu, la luce rossa non sopprime la produzione di melatonina. Anzi, alcuni studi suggeriscono che possa addirittura stimolarne la produzione. Un studio pubblicato sul Journal of Athletic Training ha dimostrato che l'esposizione alla luce rossa per 30 minuti prima di coricarsi ha migliorato significativamente la qualità del sonno e le prestazioni di resistenza in un gruppo di atleti femminili.

La terapia della luce rossa, nota anche come fotobiomodulazione, sta guadagnando popolarità non solo per i suoi effetti sul sonno, ma anche per i potenziali benefici sulla salute della pelle, sulla riduzione dell'infiammazione e sul recupero muscolare. Alcuni studi suggeriscono che l'esposizione alla luce rossa possa aumentare la produzione di ATP (adenosina trifosfato) nelle cellule, migliorando così l'energia cellulare e la capacità di riparazione.

Implementare la luce rossa nel proprio ambiente di sonno può essere fatto in diversi modi:

1. Lampadine a LED con luce rossa: Sostituire le normali lampadine della camera da letto con versioni che emettono luce rossa può creare un ambiente più favorevole al sonno nelle ore serali.

2. Dispositivi per terapia della luce rossa: Esistono pannelli e dispositivi portatili specificamente progettati per la terapia della luce rossa che possono essere utilizzati prima di coricarsi.

3. Luci notturne a LED rossi: Per coloro che necessitano di illuminazione durante la notte, le luci notturne a LED rossi sono un'ottima alternativa alle tradizionali luci bianche o blu.

4. App e impostazioni dello smartphone: Alcune app per il sonno offrono la possibilità di utilizzare lo schermo del telefono come fonte di luce rossa, utile per la lettura serale o come luce notturna.

È importante notare che l'efficacia della luce rossa può variare da persona a persona. Alcuni individui potrebbero trovare la luce rossa rilassante e favorevole al sonno, mentre altri potrebbero trovarla stimolante. Come con molti aspetti del biohacking, è fondamentale sperimentare e monitorare i propri risultati.

Un approccio ancora più sofisticato all'illuminazione per il sonno è l'uso di sistemi di illuminazione circadiana. Questi sistemi imitano il naturale ciclo di luce del sole, passando da toni più blu e luminosi durante il giorno a toni più caldi e rossi verso sera. Aziende come Philips Hue e LIFX offrono lampadine intelligenti che possono essere programmate per seguire questo ciclo naturale, sincronizzandosi con il nostro ritmo circadiano.

L'illuminazione circadiana non si limita alla camera da letto. Implementare questo approccio in tutta la casa può aiutare a mantenere un ritmo circadiano sano anche durante le ore di veglia. Per esempio, luci più fredde e luminose in cucina e nelle aree di lavoro durante il giorno possono favorire la vigilanza e la produttività, mentre luci più calde e soffuse in soggiorno la sera possono promuovere il rilassamento.

Un aspetto spesso trascurato nell'ottimizzazione dell'illuminazione per il sonno è l'impatto della luce lunare. La luna piena, in particolare, può influenzare la qualità del sonno. Uno studio pubblicato su Current Biology ha rilevato che i partecipanti dormivano in media 20 minuti in meno durante la luna piena e impiegavano 5 minuti in più per addormentarsi. Per contrastare questo effetto, l'uso di tende oscuranti o maschere per gli occhi può essere particolarmente utile durante le notti di luna piena.

L'esposizione alla luce naturale durante il giorno è altrettanto importante quanto la riduzione della luce blu la sera. Trascorrere del tempo all'aperto durante le ore diurne, specialmente al mattino, può aiutare a rafforzare il ritmo circadiano e migliorare la qualità del sonno notturno. Per coloro che lavorano in ambienti interni con poca luce naturale, l'uso di lampade per fototerapia che simulano la luce solare può essere benefico.

Per i lavoratori notturni o coloro che viaggiano frequentemente attraverso fusi orari diversi, gestire l'esposizione alla luce diventa ancora più cruciale. In questi casi, l'uso strategico di occhiali che bloccano la luce blu durante il "giorno biologico" e l'esposizione controllata alla luce brillante durante il "giorno di lavoro" possono aiutare a gestire il jet lag e i disturbi del ritmo circadiano.

È importante anche considerare l'impatto dell'illuminazione sugli altri sensi. Per esempio, alcune persone sono particolarmente sensibili allo sfarfallio impercettibile di certe luci a LED o fluorescenti, che può causare affaticamento visivo e mal di testa. In questi casi, optare per luci con una frequenza di sfarfallio più elevata o per lampadine a incandescenza può fare una grande differenza nella qualità del sonno.

L'illuminazione può anche influenzare la percezione della temperatura. Le luci più fredde tendono a far sembrare un ambiente più fresco, mentre le luci più calde possono creare una sensazione di maggiore calore. Questo effetto psicologico può essere sfruttato per ottimizzare ulteriormente l'ambiente di sonno, complementando le strategie di controllo della temperatura discusse nel sottocapitolo precedente.

Infine, è fondamentale ricordare che l'ottimizzazione dell'illuminazione per il sonno non dovrebbe essere vista come un sostituto di buone abitudini di igiene del sonno. Stabilire una routine serale coerente, limitare il consumo di caffeina e alcol nelle ore serali, e creare un ambiente di sonno confortevole sono tutti elementi essenziali per un riposo di qualità.

In conclusione, la gestione dell'esposizione alla luce, in particolare la riduzione della luce blu e l'uso strategico della luce rossa, è un potente strumento nel toolkit del biohacking del sonno. Combinando le ultime tecnologie di illuminazione con una comprensione approfondita dei nostri ritmi biologici, possiamo creare un ambiente luminoso che non solo favorisce un sonno migliore, ma ottimizza anche il nostro benessere complessivo. Come sempre nel biohacking, l'approccio migliore è quello di sperimentare, monitorare i risultati e adattare le strategie alle proprie esigenze individuali.

2.3 Ottimizzazione del silenzio: tecniche per ridurre i rumori ambientali

Il silenzio, o meglio, un ambiente acustico ottimale, è un elemento cruciale per un sonno ristoratore. In un mondo sempre più rumoroso, creare un'oasi di tranquillità nella propria camera da letto può sembrare una sfida insormontabile. Tuttavia, con le giuste strategie e tecnologie, è possibile trasformare anche l'ambiente urbano più caotico in un santuario di quiete notturna.

Il rumore non è solo un fastidio per il sonno, ma può avere impatti significativi sulla salute. L'Organizzazione Mondiale della Sanità ha classificato l'inquinamento acustico come il secondo più grande rischio ambientale per la salute in Europa, dopo l'inquinamento atmosferico. L'esposizione cronica al rumore notturno è stata associata a disturbi del sonno, aumento dello stress, ipertensione e persino a un maggior rischio di malattie cardiovascolari.

Il nostro cervello continua a processare i suoni anche durante il sonno. Rumori improvvisi o irregolari possono causare micro-risvegli, frammentando il sonno e riducendone la qualità, anche se non ci svegliamo completamente. Questi micro-risvegli possono impedirci di raggiungere o mantenere le fasi più profonde e riparatrici del sonno.

La prima linea di difesa contro il rumore è l'isolamento acustico della camera da letto. Ecco alcune strategie efficaci:

1. Finestre ad alto isolamento acustico: Le finestre sono spesso il punto più debole nell'isolamento acustico di una stanza. L'installazione di finestre con doppi o tripli vetri può ridurre significativamente il rumore esterno. Per un'ulteriore protezione, considerare l'aggiunta di pellicole fonoassorbenti.

2. Tende pesanti o pannelli acustici: Le tende spesse non solo bloccano la luce, ma possono anche attenuare i rumori esterni. I pannelli acustici, disponibili in vari design decorativi, possono assorbire ulteriormente il suono.

3. Sigillatura di fessure e crepe: Anche piccole aperture possono lasciar passare sorprendenti quantità di rumore. Sigillare accuratamente porte e finestre può fare una grande differenza.

4. Pavimentazione fonoassorbente: Tappeti spessi o pavimenti in sughero possono ridurre il rumore da calpestio e le vibrazioni.

5. Isolamento delle pareti: Per situazioni estreme, l'aggiunta di uno strato di materiale fonoassorbente alle pareti può creare una barriera sonora efficace.

Oltre all'isolamento fisico, esistono tecnologie attive per combattere il rumore:

1. Dispositivi di cancellazione attiva del rumore: Questi apparecchi emettono onde sonore che annullano i rumori di fondo. Cuffie o auricolari con questa tecnologia possono essere particolarmente utili per chi dorme in ambienti rumorosi o per i viaggiatori.

2. Generatori di rumore bianco: Il rumore bianco, un suono costante che copre tutte le frequenze udibili, può mascherare efficacemente i rumori disturbanti. Esistono dispositivi dedicati, ma anche molte app per smartphone che offrono questa funzione.

3. Ventilatori: Oltre a migliorare la circolazione dell'aria, il leggero rumore di un ventilatore può fungere da mascheramento naturale per altri suoni.

4. Fontane d'acqua: Il suono delicato dell'acqua che scorre può essere rilassante e allo stesso tempo efficace nel coprire altri rumori.

L'acustica della camera da letto gioca un ruolo importante nella qualità del sonno. Una stanza con superfici dure e riflettenti può amplificare i rumori, mentre una con superfici morbide e assorbenti tende a smorzarli. Aggiungere elementi come tappeti, cuscini, o pannelli acustici decorativi può migliorare significativamente l'acustica della stanza.

Per coloro che vivono in ambienti urbani particolarmente rumorosi, la creazione di una "camera del silenzio" all'interno della propria abitazione potrebbe essere una soluzione estrema ma efficace. Questo approccio prevede la costruzione di una stanza dentro la stanza, completamente isolata acusticamente dall'ambiente esterno.

È importante notare che il silenzio assoluto potrebbe non essere l'ideale per tutti. Alcune persone trovano che un leggero rumore di fondo sia più rilassante del silenzio totale. Questo è il motivo per cui molte persone dormono meglio con il suono della pioggia o delle onde del mare in sottofondo. La chiave è trovare il giusto equilibrio tra la riduzione dei rumori disturbanti e la creazione di un ambiente sonoro confortevole.

La tecnologia sta offrendo soluzioni sempre più sofisticate per l'ottimizzazione acustica del sonno. Esistono ora cuscini intelligenti che incorporano altoparlanti per la riproduzione di suoni rilassanti direttamente vicino all'orecchio, senza disturbare il partner. Alcuni materassi high-tech includono sistemi di cancellazione delle vibrazioni, utili per ridurre il disturbo causato dai movimenti del partner durante la notte.

Per chi vive in appartamenti o case con pareti sottili, il rumore proveniente dai vicini può essere particolarmente problematico. In questi casi, oltre alle soluzioni di isolamento acustico, può essere utile adottare un approccio diplomatico. Parlare con i vicini, stabilire orari di quiete condivisi e trovare compromessi può spesso portare a miglioramenti significativi senza ricorrere a interventi strutturali costosi.

Un aspetto spesso trascurato nell'ottimizzazione del silenzio è il rumore generato dai nostri stessi dispositivi elettronici. Molti apparecchi, anche quando in standby, emettono ronzii o vibrazioni a bassa frequenza che, sebbene appena percettibili, possono influenzare la qualità del sonno. Spegnere completamente i dispositivi non essenziali o rimuoverli dalla camera da letto può contribuire a creare un ambiente più silenzioso.

Per coloro che soffrono di acufene (un fischio o ronzio persistente nelle orecchie), il silenzio completo può paradossalmente aumentare la percezione di questo disturbo. In questi casi, l'uso di suoni di mascheramento specificamente progettati per l'acufene può offrire sollievo e favorire il sonno.

L'adattamento al silenzio, soprattutto per chi è abituato a dormire in ambienti rumorosi, può richiedere tempo. Il nostro cervello si abitua ai suoni di fondo e può inizialmente percepire il silenzio come "troppo silenzioso". In questi casi, una transizione graduale, utilizzando suoni rilassanti a volume decrescente nel corso di alcune settimane, può aiutare l'adattamento.

Non dobbiamo dimenticare l'importanza dell'educazione al silenzio, soprattutto in contesti familiari. Stabilire regole condivise sulla quiete notturna, insegnare ai bambini l'importanza del rispetto del sonno altrui, e creare rituali serali che favoriscano la calma e il silenzio possono contribuire a un ambiente domestico più favorevole al riposo.

Per i viaggiatori frequenti, mantenere un ambiente acustico ottimale può essere una sfida particolare. Oltre alle cuffie con cancellazione del rumore, esistono ora dispositivi portatili che generano una "bolla di silenzio" intorno al letto, ideali per l'uso in hotel o altri alloggi temporanei.

Un approccio olistico all'ottimizzazione del silenzio dovrebbe anche considerare il nostro rapporto psicologico con il rumore. La meditazione e le tecniche di mindfulness possono aiutarci a sviluppare una maggiore tolleranza ai suoni inevitabili, riducendo la reattività e lo stress associati al rumore.

Guardando al futuro, le smart city stanno iniziando a incorporare la gestione del rumore nella pianificazione urbana. Tecnologie come l'asfalto fonoassorbente, barriere acustiche intelligenti e la regolazione dinamica del traffico basata sui livelli di rumore promettono di creare ambienti urbani più silenziosi, beneficiando il sonno e la salute di intere comunità.

Riassumendo, l'ottimizzazione del silenzio per un sonno migliore è un processo multifacettato che coinvolge l'isolamento fisico, l'uso di tecnologie, la gestione dell'ambiente acustico e l'adattamento personale. Creando un santuario di quiete nella propria camera da letto, si pongono le basi per notti di sonno profondo e ristoratore, essenziali per la salute, il benessere e le prestazioni ottimali durante il giorno.

Il percorso verso il silenzio ottimale è personale e può richiedere sperimentazione. Ciò che funziona per una persona potrebbe non essere ideale per un'altra. L'importante è essere consapevoli dell'impatto del rumore sul nostro sonno e sulla nostra salute, e prendere misure proattive per creare un ambiente sonoro che favorisca il riposo e il recupero.

Con queste strategie e considerazioni in mente, siamo ora equipaggiati per trasformare la nostra camera da letto in un'oasi di tranquillità, un rifugio dal caos acustico del mondo esterno. Il silenzio, o meglio, l'ambiente acustico ottimale, diventa così non solo un lusso, ma un potente alleato nel nostro percorso verso un sonno di qualità superiore e una vita più sana e produttiva.

Capitolo III: Biohacking con la Nutrizione

Il legame tra nutrizione e sonno è profondo e multifacettato. Ciò che mangiamo e beviamo non solo influenza la nostra energia diurna, ma gioca un ruolo cruciale nella qualità e nella durata del nostro riposo notturno. In questo capitolo, esploreremo come utilizzare la nutrizione come potente strumento di biohacking per ottimizzare il sonno.

Inizieremo esaminando i cibi che favoriscono il sonno, concentrandoci sui nutrienti chiave che influenzano i nostri ritmi circadiani e la produzione di ormoni legati al sonno. Scopriremo come alcuni alimenti possono naturalmente aumentare la produzione di melatonina o favorire il rilassamento, preparando il corpo per un sonno ristoratore.

Successivamente, analizzeremo le sostanze da evitare prima di coricarsi. Caffeina, alcol e zuccheri, pur essendo comuni nella dieta di molti, possono avere effetti devastanti sulla qualità del sonno. Esploreremo il perché di questi effetti negativi e come gestire il consumo di queste sostanze per minimizzare il loro impatto sul riposo.

Infine, ci addentreremo nel mondo degli integratori naturali per il sonno. Dalla melatonina al magnesio, passando per erbe e composti meno noti, esamineremo le opzioni disponibili, la loro efficacia e le modalità d'uso più appropriate.

Questo viaggio attraverso la nutrizione per il sonno ci fornirà gli strumenti per trasformare la nostra dieta in un potente alleato per notti più riposanti e giorni più energici.

3.1 Cibi che favoriscono il sonno: nutrienti e integratori chiave

Il cibo che consumiamo non è solo carburante per il nostro corpo; è un potente regolatore dei nostri ritmi biologici, incluso il ciclo sonno-veglia. La relazione tra nutrizione e sonno è complessa e bidirezionale: ciò che mangiamo influenza la qualità del nostro sonno, e a sua volta, la qualità del nostro sonno influenza le nostre scelte alimentari e il nostro metabolismo. Comprendere questa relazione e saper scegliere i cibi giusti può fare una differenza significativa nella qualità del nostro riposo notturno.

Uno dei nutrienti più importanti per il sonno è il triptofano, un aminoacido essenziale che il nostro corpo non può produrre da solo. Il triptofano è il precursore della serotonina, un neurotrasmettitore che a sua volta viene convertito in melatonina, l'ormone del sonno. Questo processo biochimico è fondamentale per la regolazione del nostro ciclo sonno-veglia.

Alimenti ricchi di triptofano includono:
1. Tacchino e pollo: Famosi per il loro alto contenuto di triptofano, specialmente il tacchino.
2. Uova: Oltre al triptofano, forniscono anche proteine di alta qualità.
3. Pesce: In particolare salmone, tonno e halibut.
4. Formaggio: Specialmente i formaggi stagionati come il parmigiano.
5. Noci e semi: Mandorle, noci, semi di zucca e di girasole sono ottime fonti.
6. Legumi: Fagioli, lenticchie e ceci contengono buone quantità di triptofano.

Tuttavia, è importante notare che il triptofano da solo non è sufficiente per migliorare il sonno. Ha bisogno di carboidrati per attraversare la barriera emato-encefalica e raggiungere il cervello. Ecco perché uno spuntino serale che combina proteine (fonte di triptofano) e carboidrati complessi può essere particolarmente efficace nel promuovere il sonno.

Esempi di combinazioni efficaci includono:

- Latte caldo con miele: Il latte fornisce triptofano, mentre il miele offre carboidrati.
- Banana con burro di arachidi: La banana è ricca di carboidrati e magnesio, mentre il burro di arachidi fornisce triptofano.
- Yogurt con frutti di bosco: Lo yogurt contiene triptofano e i frutti di bosco forniscono carboidrati e antiossidanti.
- Cereali integrali con latte: Una piccola porzione di cereali integrali con latte può essere un ottimo spuntino pre-sonno.

I carboidrati complessi sono preferibili ai carboidrati semplici perché forniscono un rilascio più graduale di energia, evitando picchi di zucchero nel sangue che potrebbero disturbare il sonno. Alimenti ricchi di carboidrati complessi includono:

1. Avena: Ricca di fibre e con un indice glicemico basso.
2. Riso integrale: Fornisce energia a lento rilascio.
3. Pane integrale: Meglio se a lievitazione naturale per una migliore digeribilità.
4. Patate dolci: Ricche di carboidrati complessi e nutrienti benefici.

Un altro nutriente cruciale per il sonno è il magnesio. Questo minerale gioca un ruolo fondamentale nella regolazione del sistema nervoso e può aiutare a ridurre l'ansia e promuovere il rilassamento muscolare. Il magnesio è coinvolto in centinaia di processi biochimici nel corpo, inclusa la regolazione dei neurotrasmettitori direttamente legati al sonno.

Alimenti ricchi di magnesio includono:

1. Verdure a foglia verde scuro: Spinaci, bietole, cavolo riccio.
2. Noci e semi: Mandorle, anacardi, semi di zucca.
3. Avocado: Ricco di magnesio e grassi salutari.
4. Legumi: Fagioli neri, lenticchie, ceci.
5. Pesce: Specialmente il tonno e il salmone.

Alcuni studi hanno dimostrato che la supplementazione di magnesio può migliorare la qualità del sonno, specialmente nelle persone con carenza di questo minerale. Il magnesio può aiutare a ridurre i livelli di cortisolo, l'ormone dello stress, e aumentare la produzione di melatonina.

Le ciliegie, in particolare le ciliegie acide, meritano una menzione speciale quando si parla di alimenti che favoriscono il sonno. Sono una fonte naturale di melatonina, l'ormone che regola il nostro ciclo sonno-veglia. Alcuni studi hanno dimostrato che bere succo di ciliegia acida può aumentare i livelli di melatonina nel sangue e migliorare la qualità del sonno. Un studio pubblicato sull'European Journal of Nutrition ha rilevato che i partecipanti che hanno bevuto succo di ciliegia acida per sette giorni hanno riportato un aumento significativo del tempo totale di sonno e dell'efficienza del sonno.

Altri frutti che contengono piccole quantità di melatonina includono:

1. Uva: Specialmente le varietà rosse e nere.
2. Fragole: Oltre alla melatonina, forniscono anche vitamina C e antiossidanti.
3. Ananas: Contiene anche l'enzima bromelina che può aiutare la digestione.
4. Kiwi: Ricco di antiossidanti e vitamina C, può migliorare la qualità del sonno.

Gli acidi grassi omega-3, trovati principalmente in pesci grassi, possono anche influenzare positivamente il sonno. Questi acidi grassi essenziali sono coinvolti nella produzione di serotonina e possono aiutare a regolare i ritmi circadiani. Inoltre, hanno proprietà anti-infiammatorie che possono contribuire a un sonno più riposante.

Fonti eccellenti di omega-3 includono:

1. Salmone: Particolarmente ricco di EPA e DHA, forme di omega-3 altamente biodisponibili.
2. Sardine: Una fonte economica e sostenibile di omega-3.
3. Sgombro: Oltre agli omega-3, fornisce anche vitamina D.
4. Semi di lino e di chia: Ottime fonti vegetali di omega-3 (principalmente ALA).
5. Noci: Contengono una buona quantità di omega-3 e altri nutrienti benefici per il sonno.

Alcuni studi suggeriscono che una dieta ricca di omega-3 possa migliorare la qualità del sonno e ridurre l'apnea notturna. Un studio pubblicato sul Journal of Clinical Sleep Medicine ha rilevato che l'aumento dell'assunzione di omega-3 era associato a una migliore qualità del sonno e a una riduzione dei sintomi di depressione negli adulti.

Le erbe hanno un posto speciale nella promozione del sonno e sono state utilizzate per secoli in varie culture come rimedi naturali per l'insonnia. Tra queste, la camomilla è forse la più nota. Contiene un antiossidante chiamato apigenina che si lega a specifici recettori nel cervello, promuovendo sonnolenza e riducendo l'insonnia. Uno studio pubblicato su Molecular Medicine Reports ha dimostrato che la camomilla può avere effetti benzodiazepina-simili, aiutando a indurre il sonno.

Altre erbe benefiche per il sonno includono:

1. Valeriana: Le sue radici contengono composti che possono indurre il sonno e migliorarne la qualità.
2. Passiflora: Può avere effetti ansiolitici e sedativi leggeri.
3. Lavanda: L'aroma della lavanda può avere effetti calmanti e favorire il rilassamento.
4. Luppolo: Noto per le sue proprietà sedative, è spesso usato in combinazione con la valeriana.

Queste erbe possono essere consumate sotto forma di tisane prima di coricarsi, ma sono anche disponibili come integratori in varie forme.

La vitamina D, spesso chiamata "vitamina del sole", gioca anche un ruolo importante nella regolazione del sonno. Mentre la principale fonte di vitamina D è l'esposizione alla luce solare, possiamo trovarla anche in alcuni alimenti. La carenza di vitamina D è stata associata a una scarsa qualità del sonno e a un aumento del rischio di disturbi del sonno.

Fonti alimentari di vitamina D includono:

1. Pesce grasso: Salmone, sardine, tonno.
2. Tuorlo d'uovo: Particolarmente ricco se proveniente da galline allevate all'aperto.
3. Funghi: Specialmente se esposti alla luce UV.
4. Alimenti fortificati: Alcuni tipi di latte, succhi di frutta e cereali per la colazione.

Il potassio è un altro minerale che può influenzare la qualità del sonno. Aiuta a regolare i processi neuromuscolari e può prevenire crampi notturni che potrebbero disturbare il sonno. Inoltre, il potassio aiuta a regolare la pressione sanguigna, che naturalmente diminuisce durante il sonno.

Buone fonti di potassio includono:

1. Banane: Forse la fonte più nota di potassio.
2. Patate dolci: Ricche di potassio e carboidrati complessi.
3. Spinaci: Forniscono anche magnesio e ferro.
4. Yogurt: Contiene anche probiotici benefici per la salute intestinale.

Per quanto riguarda il timing dei pasti, è generalmente consigliato evitare pasti pesanti prima di coricarsi. Tuttavia, andare a letto affamati può essere altrettanto disturbante per il sonno. Uno spuntino leggero 1-2 ore prima di coricarsi, che combini carboidrati complessi e proteine, può aiutare a stabilizzare i livelli di zucchero nel sangue durante la notte e promuovere un sonno più stabile.

L'idratazione gioca anche un ruolo cruciale nella qualità del sonno. La disidratazione può portare a secchezza della bocca e della gola, causando risvegli notturni. Tuttavia, bere troppi liquidi prima di coricarsi può portare a frequenti visite al bagno durante la notte. È consigliabile mantenere una buona idratazione durante il giorno e limitare l'assunzione di liquidi nelle 1-2 ore prima di andare a letto.

Recenti ricerche hanno evidenziato un collegamento tra la salute dell'intestino e la qualità del sonno, suggerendo che un microbioma sano possa contribuire a un sonno migliore. Alimenti fermentati, ricchi di probiotici, possono quindi avere un impatto positivo sul sonno. Questi includono:
1. Kefir: Una bevanda fermentata ricca di probiotici.
2. Yogurt: Preferibilmente senza zuccheri aggiunti.
3. Kombucha: Una bevanda fermentata a base di tè.
4. Crauti e altri vegetali fermentati: Ricchi di probiotici e fibre.

Per coloro che seguono diete specifiche, come quella vegetariana o vegana, è importante prestare particolare attenzione all'assunzione di nutrienti chiave per il sonno. Per esempio, il triptofano può essere ottenuto da fonti vegetali come semi di zucca, tofu, avena e lenticchie. Gli omega-3, tipicamente associati al pesce, possono essere trovati in semi di chia, semi di lino e noci.

L'integrazione alimentare può giocare un ruolo importante nel biohacking del sonno, soprattutto per coloro che hanno difficoltà a ottenere tutti i nutrienti necessari dalla dieta. Tuttavia, è fondamentale approcciarsi all'integrazione con cautela e, idealmente, sotto la guida di un professionista della salute. Alcuni integratori comunemente usati per migliorare il sonno includono:

1. Melatonina: Spesso considerata il "gold standard" degli integratori per il sonno, la melatonina può essere particolarmente utile per regolare il ciclo sonno-veglia, specialmente in caso di jet lag o lavoro a turni.

2. Magnesio: Come menzionato prima, il magnesio può promuovere il rilassamento e migliorare la qualità del sonno. Le forme più biodisponibili includono il magnesio glicinato e il magnesio taurinato.

3. L-teanina: Un aminoacido trovato nel tè verde, l'L-teanina può promuovere il rilassamento senza causare sonnolenza, rendendolo una buona opzione per chi soffre di ansia che interferisce con il sonno.

4. 5-HTP: Un precursore della serotonina, il 5-HTP può aiutare a aumentare i livelli di serotonina e melatonina, potenzialmente migliorando il sonno.

5. Glicina: Questo aminoacido può migliorare la qualità del sonno abbassando la temperatura corporea centrale e accelerando l'inizio del sonno.

È importante sottolineare che, mentre questi integratori possono essere efficaci, non dovrebbero essere visti come sostituti di una dieta sana e di buone abitudini di sonno. Inoltre, alcuni integratori possono interagire con farmaci o avere effetti collaterali, quindi è sempre consigliabile consultare un medico prima di iniziare qualsiasi regime di integrazione.

In conclusione, il cibo che mangiamo può avere un impatto significativo sulla qualità del nostro sonno. Incorporando nella nostra dieta alimenti ricchi di nutrienti che favoriscono il sonno e prestando attenzione al timing dei pasti, possiamo creare le condizioni ottimali per un riposo notturno rigenerante. Il biohacking del sonno attraverso la nutrizione non riguarda solo cosa mangiamo, ma anche quando e come lo mangiamo. Sperimentare con diverse combinazioni di alimenti e orari dei pasti è fondamentale per trovare ciò che funziona meglio per il proprio corpo. Ricordate sempre che la consistenza è la chiave per vedere risultati duraturi nel miglioramento della qualità del sonno attraverso la nutrizione.

3.2 Cosa evitare prima di dormire: caffeina, alcol e zuccheri

Mentre alcuni alimenti possono favorire il sonno, altri possono avere un effetto decisamente negativo sulla qualità del nostro riposo notturno. In particolare, tre sostanze comuni nella dieta occidentale - caffeina, alcol e zuccheri - possono interferire significativamente con il nostro sonno se consumate nelle ore precedenti il riposo. Comprendere come queste sostanze influenzano il nostro organismo è fondamentale per ottimizzare la nostra routine serale e garantirci un sonno ristoratore.

La caffeina è forse la sostanza più nota per i suoi effetti stimolanti e la sua capacità di interferire con il sonno. Questa molecola, presente nel caffè, nel tè, nelle bevande energetiche e in alcuni alimenti, agisce come antagonista dell'adenosina, un neurotrasmettitore che promuove il sonno. L'adenosina si accumula naturalmente nel cervello durante il giorno, aumentando la nostra sonnolenza. La caffeina, legandosi ai recettori dell'adenosina, impedisce a quest'ultima di svolgere la sua funzione, mantenendoci svegli e vigili.

L'effetto della caffeina sul sonno può essere sorprendentemente duraturo. L'emivita della caffeina - il tempo necessario all'organismo per eliminare metà della quantità assunta - varia da persona a persona, ma in media è di circa 5-6 ore. Ciò significa che se beviamo una tazza di caffè alle 16:00, alle 22:00 metà della caffeina sarà ancora nel nostro sistema. Per alcune persone particolarmente sensibili, gli effetti possono durare ancora più a lungo.

Gli effetti della caffeina sul sonno includono:
1. Difficoltà ad addormentarsi: La caffeina può aumentare il tempo necessario per prendere sonno.
2. Riduzione del sonno profondo: Anche se riusciamo ad addormentarci, la caffeina può ridurre la quantità di sonno ad onde lente, fondamentale per il recupero fisico.
3. Aumento dei risvegli notturni: La caffeina può rendere il sonno più leggero e frammentato.
4. Alterazione del ritmo circadiano: Il consumo di caffeina può ritardare il rilascio di melatonina, spostando il nostro orologio biologico.

È importante notare che la sensibilità alla caffeina varia notevolmente da persona a persona. Alcuni individui possono bere un espresso dopo cena e dormire serenamente, mentre altri possono sperimentare disturbi del sonno anche con piccole quantità di caffeina consumate nel pomeriggio. Questa variabilità è in parte dovuta a fattori genetici che influenzano il modo in cui il nostro corpo metabolizza la caffeina.

Per ottimizzare il sonno, è generalmente consigliato evitare il consumo di caffeina nelle 6-8 ore precedenti il momento in cui si intende andare a dormire. Per i più sensibili, potrebbe essere necessario un periodo di astinenza ancora più lungo. È anche importante essere consapevoli delle fonti nascoste di caffeina, come il cioccolato, alcune bevande gassate e alcuni farmaci da banco.

L'alcol è un'altra sostanza che può avere un impatto significativo sulla qualità del sonno, sebbene in modo più subdolo. Molte persone utilizzano l'alcol come "sonnifero" per la sua capacità di indurre sonnolenza e facilitare l'addormentamento. Tuttavia, mentre l'alcol può effettivamente aiutare a prendere sonno più rapidamente, il suo effetto sulla qualità complessiva del sonno è decisamente negativo.

Gli effetti dell'alcol sul sonno includono:
1. Soppressione del sonno REM: L'alcol riduce la quantità di sonno REM, fondamentale per la consolidazione della memoria e la regolazione emotiva.
2. Aumento dei risvegli nella seconda metà della notte: Man mano che l'alcol viene metabolizzato, si verifica un "effetto rimbalzo" che può causare risvegli frequenti.
3. Peggioramento dell'apnea notturna: L'alcol rilassa i muscoli della gola, aumentando il rischio di russamento e apnea del sonno.

4. Aumento della produzione di urina: L'alcol ha un effetto diuretico, che può portare a risvegli notturni per andare in bagno.
5. Alterazione dei ritmi circadiani: L'alcol può interferire con la produzione di melatonina, disturbando il nostro orologio biologico.

La relazione tra alcol e sonno è dose-dipendente. Anche piccole quantità di alcol possono influenzare la qualità del sonno, ma gli effetti diventano più pronunciati con l'aumentare del consumo. Inoltre, il consumo regolare di alcol può portare a una tolleranza ai suoi effetti sedativi, richiedendo quantità sempre maggiori per indurre il sonno, ma senza migliorarne la qualità.

Per chi cerca di ottimizzare il proprio sonno, è consigliabile evitare il consumo di alcol nelle 3-4 ore precedenti il momento di coricarsi. Per coloro che scelgono di bere, farlo con moderazione e preferibilmente durante i pasti può aiutare a mitigare alcuni degli effetti negativi sul sonno.

Gli zuccheri, in particolare quelli semplici o raffinati, sono la terza sostanza che può avere un impatto negativo significativo sulla qualità del sonno. Il consumo di alimenti ad alto contenuto di zuccheri prima di coricarsi può causare rapidi picchi e successive cadute dei livelli di glucosio nel sangue, disturbando il sonno.

Gli effetti degli zuccheri sul sonno includono:
1. Difficoltà ad addormentarsi: I picchi di zucchero nel sangue possono aumentare temporaneamente l'energia, rendendo difficile rilassarsi per dormire.
2. Risvegli notturni: Quando i livelli di zucchero nel sangue calano rapidamente durante la notte, il corpo può rilasciare ormoni come il cortisolo e l'adrenalina, causando risvegli.
3. Riduzione del sonno profondo: Il consumo di zuccheri può interferire con la qualità del sonno ad onde lente.
4. Aumento della produzione di urina: Alti livelli di zucchero nel sangue possono portare a una maggiore produzione di urina, causando risvegli per andare in bagno.

È importante notare che non tutti i carboidrati hanno lo stesso effetto sul sonno. I carboidrati complessi, come quelli trovati nei cereali integrali, possono effettivamente favorire il sonno se consumati in quantità moderate come parte di uno spuntino equilibrato prima di coricarsi. Sono gli zuccheri semplici e raffinati, come quelli presenti in dolci, bibite zuccherate e snack processati, che tendono ad avere l'effetto più negativo sul sonno.

Per ottimizzare il sonno, è consigliabile evitare il consumo di alimenti ad alto contenuto di zuccheri nelle 2-3 ore precedenti il momento di coricarsi. Se si sente il bisogno di uno spuntino serale, optare per opzioni a basso indice glicemico che combinino proteine e carboidrati complessi può essere una scelta migliore.

Oltre a queste tre sostanze principali, ci sono altri alimenti e bevande che possono interferire con il sonno e che è meglio evitare nelle ore precedenti il riposo:

1. Cibi piccanti: Possono causare bruciore di stomaco e aumentare la temperatura corporea, rendendo difficile il sonno.
2. Cibi ad alto contenuto di grassi: Possono rallentare la digestione e causare disagio durante la notte.
3. Cibi ricchi di tiramina: Questo aminoacido può stimolare il rilascio di norepinefrina, un neurotrasmettitore che aumenta l'attività cerebrale. Alimenti ricchi di tiramina includono formaggi stagionati, salumi e alcuni tipi di pesce.
4. Bevande gassate: Possono causare gonfiore e disagio, disturbando il sonno.

È importante anche considerare l'impatto cumulativo di queste sostanze. Per esempio, il consumo combinato di caffeina e alcol può avere effetti particolarmente deleteri sul sonno. L'alcol può mascherare gli effetti stimolanti della caffeina, portando a un consumo eccessivo di entrambe le sostanze.

La sensibilità individuale a queste sostanze può variare significativamente. Alcuni fattori che possono influenzare la risposta individuale includono:

1. Genetica: Variazioni genetiche possono influenzare il modo in cui il corpo metabolizza caffeina, alcol e zuccheri.
2. Età: Con l'avanzare dell'età, tendiamo a diventare più sensibili agli effetti di queste sostanze sul sonno.
3. Tolleranza: Il consumo regolare può portare a una tolleranza agli effetti di caffeina e alcol.
4. Stato di salute: Condizioni mediche come il diabete possono influenzare la risposta del corpo agli zuccheri.

Per chi cerca di ottimizzare il proprio sonno attraverso la nutrizione, può essere utile tenere un diario del sonno e dell'alimentazione. Questo può aiutare a identificare pattern individuali e a capire come specifici alimenti o bevande influenzano il proprio sonno.

È anche importante considerare l'impatto psicologico di queste sostanze. Per molte persone, il consumo di caffeina, alcol o snack zuccherati fa parte di rituali sociali o di routine di rilassamento. Trovare alternative salutari a queste abitudini può essere una parte importante del processo di ottimizzazione del sonno.

Alcune strategie per ridurre il consumo di queste sostanze senza sentirsi privati includono:
1. Sostituire gradualmente il caffè con alternative decaffeinate o tisane.

2. Optare per bevande non alcoliche durante le occasioni sociali, come acqua frizzante con una spruzzata di succo di frutta.
3. Soddisfare la voglia di dolce con frutta fresca o snack a basso contenuto di zuccheri.

Concludendo, mentre caffeina, alcol e zuccheri possono fornire piaceri a breve termine, il loro impatto negativo sulla qualità del sonno può avere conseguenze significative sulla nostra salute e benessere a lungo termine. Imparare a gestire il consumo di queste sostanze, specialmente nelle ore precedenti il sonno, è un passo fondamentale nel biohacking del sonno. Ricordate che l'obiettivo non è necessariamente l'eliminazione totale, ma piuttosto un consumo consapevole e strategico che supporti, anziché ostacolare, un sonno ristoratore.

3.3 Integratori naturali per migliorare il sonno (melatonina, magnesio, etc.)

Nel vasto panorama del biohacking del sonno, gli integratori naturali rappresentano un'area di crescente interesse e ricerca. Questi composti, spesso derivati da erbe, minerali o sostanze prodotte naturalmente dal corpo, offrono un approccio alternativo o complementare per coloro che cercano di migliorare la qualità del proprio riposo. Esamineremo in dettaglio alcuni degli integratori più promettenti, la loro efficacia e le considerazioni per un uso sicuro.

La melatonina è spesso considerata il "gold standard" degli integratori per il sonno. Questo ormone, prodotto naturalmente dalla ghiandola pineale, regola il nostro ciclo sonno-veglia. La produzione di melatonina aumenta con l'oscurità, segnalando al corpo che è ora di prepararsi al sonno. L'integrazione di melatonina può essere particolarmente utile in situazioni di jet lag, lavoro a turni o per persone con ritmi circadiani alterati.

Studi hanno dimostrato che la melatonina può:
1. Ridurre il tempo necessario per addormentarsi
2. Aumentare la durata totale del sonno
3. Migliorare la qualità complessiva del sonno

È importante notare che la melatonina non è un sedativo tradizionale. Funziona meglio quando usata per regolare il ritmo circadiano piuttosto che come "pillola per dormire". Il dosaggio tipico varia da 0,5 a 5 mg, con molti esperti che raccomandano di iniziare con la dose più bassa possibile. Il timing è cruciale: la melatonina è generalmente più efficace se assunta 1-2 ore prima di coricarsi.

Tuttavia, la melatonina non è priva di potenziali effetti collaterali. Alcuni utenti riferiscono sonnolenza diurna, mal di testa o alterazioni dell'umore. Inoltre, l'uso a lungo termine e ad alte dosi non è stato ampiamente studiato, quindi si consiglia cautela.

Il magnesio è un altro integratore popolare per il sonno. Questo minerale essenziale è coinvolto in centinaia di processi biochimici nel corpo, inclusa la regolazione del sistema nervoso. Il magnesio può promuovere il rilassamento e ridurre l'ansia, creando condizioni favorevoli per un sonno ristoratore.

I benefici del magnesio per il sonno includono:
1. Riduzione del tempo necessario per addormentarsi
2. Aumento del sonno profondo
3. Riduzione dei risvegli notturni

Le forme di magnesio più comunemente raccomandate per il sonno sono il magnesio glicinato e il magnesio taurinato, noti per la loro alta biodisponibilità e effetti calmanti. Il dosaggio tipico varia da 200 a 400 mg al giorno, preferibilmente assunto prima di coricarsi.

È importante notare che mentre il magnesio è generalmente sicuro, dosi eccessive possono causare effetti lassativi. Inoltre, le persone con problemi renali dovrebbero consultare un medico prima di iniziare qualsiasi supplementazione di magnesio.

L'L-teanina, un aminoacido trovato naturalmente nel tè verde, sta guadagnando popolarità come integratore per il sonno. L'L-teanina è noto per le sue proprietà rilassanti senza causare sonnolenza, rendendolo una scelta interessante per coloro che soffrono di ansia correlata al sonno.

Gli studi suggeriscono che l'L-teanina può:
1. Ridurre lo stress e l'ansia
2. Migliorare la qualità del sonno
3. Aumentare il tempo di sonno REM

Il dosaggio tipico di L-teanina per il sonno varia da 200 a 400 mg, assunto 30-60 minuti prima di coricarsi. L'L-teanina è generalmente considerato sicuro e ben tollerato, con pochi effetti collaterali riportati.

Il 5-HTP (5-idrossitriptofano) è un precursore della serotonina, un neurotrasmettitore coinvolto nella regolazione dell'umore e del sonno. Il corpo converte il 5-HTP in serotonina, che a sua volta può essere convertita in melatonina.

I potenziali benefici del 5-HTP per il sonno includono:
1. Riduzione del tempo necessario per addormentarsi
2. Aumento della durata del sonno
3. Miglioramento della qualità del sonno

Il dosaggio tipico di 5-HTP per il sonno varia da 50 a 200 mg, assunto 30-60 minuti prima di coricarsi. Tuttavia, è importante notare che il 5-HTP può interagire con alcuni farmaci, in particolare antidepressivi, quindi è essenziale consultare un medico prima dell'uso.

La valeriana è un'erba utilizzata da secoli come rimedio naturale per l'insonnia e l'ansia. Le radici della valeriana contengono composti che interagiscono con il sistema GABA nel cervello, promuovendo il rilassamento.

Studi sulla valeriana hanno mostrato:
1. Riduzione del tempo necessario per addormentarsi
2. Miglioramento della qualità del sonno
3. Aumento della durata totale del sonno

Il dosaggio tipico di estratto di radice di valeriana varia da 300 a 900 mg, assunto 30-60 minuti prima di coricarsi. Mentre la valeriana è generalmente considerata sicura per l'uso a breve termine, gli effetti a lungo termine non sono stati ampiamente studiati.

La passionaria è un'altra erba tradizionalmente usata per favorire il sonno e ridurre l'ansia. Contiene composti che possono aumentare i livelli di GABA nel cervello, promuovendo il rilassamento.

I benefici della passionaria per il sonno possono includere:
1. Riduzione dell'ansia correlata al sonno
2. Miglioramento della qualità del sonno
3. Aumento della durata totale del sonno

Il dosaggio tipico di estratto di passionaria varia da 500 a 1000 mg, assunto 30-60 minuti prima di coricarsi. Come con molti integratori a base di erbe, è consigliabile iniziare con una dose bassa e aumentare gradualmente se necessario.

La glicina è un aminoacido che svolge un ruolo importante nella funzione del sistema nervoso. Alcuni studi suggeriscono che la glicina può migliorare la qualità del sonno abbassando la temperatura corporea centrale e accelerando l'inizio del sonno.

I potenziali benefici della glicina per il sonno includono:
1. Riduzione del tempo necessario per addormentarsi
2. Miglioramento della qualità soggettiva del sonno
3. Riduzione della fatica diurna

Il dosaggio tipico di glicina per il sonno è di circa 3 grammi, assunti circa un'ora prima di coricarsi. La glicina è generalmente considerata sicura, con pochi effetti collaterali riportati.

Il CBD (cannabidiolo), un composto non psicoattivo derivato dalla pianta di cannabis, sta guadagnando attenzione come potenziale aiuto per il sonno. Mentre la ricerca è ancora in fase iniziale, alcuni studi suggeriscono che il CBD potrebbe avere proprietà ansiolitiche e sedative.

I potenziali benefici del CBD per il sonno includono:
1. Riduzione dell'ansia correlata al sonno
2. Miglioramento della qualità del sonno
3. Potenziale aumento della durata del sonno

Il dosaggio ottimale di CBD per il sonno non è ancora stato stabilito e può variare significativamente da persona a persona. È importante notare che la qualità e la purezza dei prodotti CBD possono variare ampiamente, quindi è essenziale scegliere prodotti da fonti affidabili.

Mentre gli integratori naturali possono offrire benefici significativi per il sonno, è fondamentale approcciarsi al loro uso con cautela e consapevolezza. Ecco alcune considerazioni importanti:

1. Consulta un professionista: Prima di iniziare qualsiasi regime di integrazione, è sempre consigliabile consultare un medico o un esperto di medicina del sonno, soprattutto se si hanno condizioni mediche preesistenti o si stanno assumendo altri farmaci.

2. Inizia con dosi basse: Quando si prova un nuovo integratore, è saggio iniziare con la dose più bassa raccomandata e aumentare gradualmente se necessario.

3. Monitora gli effetti: Tieni un diario del sonno per tracciare gli effetti dell'integratore sulla qualità e durata del tuo sonno, nonché eventuali effetti collaterali.

4. Evita la dipendenza: Gli integratori per il sonno non dovrebbero essere visti come una soluzione a lungo termine per problemi cronici di sonno. È importante affrontare le cause sottostanti dei disturbi del sonno.

5. Combina con buone abitudini di sonno: Gli integratori sono più efficaci quando combinati con una buona igiene del sonno, inclusi orari di sonno regolari, un ambiente di sonno ottimale e una routine serale rilassante.

6. Attenzione alle interazioni: Alcuni integratori possono interagire con farmaci o altri integratori. È importante essere consapevoli di queste potenziali interazioni.

7. Qualità del prodotto: Scegli integratori da marchi rispettabili che seguono le buone pratiche di produzione e testano i loro prodotti per purezza e potenza.

Guardando al futuro, il campo degli integratori naturali per il sonno continua a evolversi. La ricerca sta esplorando nuovi composti e combinazioni che potrebbero offrire benefici ancora maggiori per il sonno. Allo stesso tempo, c'è un crescente interesse per approcci personalizzati all'integrazione, basati sul profilo genetico, lo stile di vita e le esigenze specifiche di ciascun individuo.

Per riassumere, gli integratori naturali offrono un'interessante avenue nel biohacking del sonno. Dalla melatonina al magnesio, dall'L-teanina alle erbe tradizionali, esiste una vasta gamma di opzioni per coloro che cercano di migliorare la qualità del proprio riposo. Tuttavia, è fondamentale ricordare che gli integratori non sono una panacea e dovrebbero essere parte di un approccio olistico al miglioramento del sonno, che include una buona igiene del sonno, una dieta equilibrata e uno stile di vita sano.

L'efficacia degli integratori può variare significativamente da persona a persona, e ciò che funziona per uno potrebbe non funzionare per un altro. La chiave è l'autoesperimentazione consapevole, combinata con il monitoraggio attento e, quando necessario, la guida di professionisti qualificati. Con questo approccio, gli integratori naturali possono diventare un potente strumento nel toolkit del biohacking del sonno, aprendo la strada a notti più riposanti e giorni più energici.

Capitolo IV: Tecnologia del Sonno

Nell'era digitale, la tecnologia ha permeato ogni aspetto della nostra vita, e il sonno non fa eccezione. Il campo emergente della tecnologia del sonno promette di rivoluzionare il modo in cui comprendiamo, monitoriamo e ottimizziamo il nostro riposo notturno. Questo capitolo esplorerà le innovative soluzioni tecnologiche che stanno trasformando il nostro approccio al sonno.

Dai dispositivi indossabili che tracciano ogni movimento notturno alle app che analizzano i nostri pattern di sonno, la tecnologia offre strumenti sempre più sofisticati per decifrare i misteri del nostro riposo. Esamineremo come questi dispositivi funzionano, quali dati raccolgono e, soprattutto, come possiamo utilizzare queste informazioni per migliorare concretamente la qualità del nostro sonno.

Tuttavia, con la proliferazione di questi strumenti, sorge una domanda cruciale: come possiamo interpretare efficacemente la mole di dati che producono? Esploreremo le sfide e le opportunità legate all'analisi dei dati del sonno, fornendo linee guida pratiche per tradurre numeri e grafici in azioni concrete per migliorare il nostro riposo.

La tecnologia del sonno non è solo un esercizio di raccolta dati; è un potente alleato nel nostro percorso verso un sonno ottimale. Dalle sveglie intelligenti che ci destano nel momento più opportuno del nostro ciclo di sonno, ai materassi che si adattano alle nostre preferenze individuali, questi strumenti stanno ridefinendo il concetto stesso di "buon sonno".

Mentre ci addentriamo in questo affascinante mondo della tecnologia del sonno, terremo sempre presente che questi strumenti sono mezzi per raggiungere un fine, non un fine in sé. L'obiettivo ultimo rimane quello di svegliarci ogni mattina sentendoci riposati, rinvigorita e pronti ad affrontare la giornata con energia e chiarezza mentale.

4.1 Wearables: dispositivi per monitorare e ottimizzare il sonno

I dispositivi indossabili, o wearables, hanno rivoluzionato il modo in cui monitoriamo la nostra salute e le nostre attività quotidiane. Nel campo del sonno, questi dispositivi offrono una finestra senza precedenti sui nostri pattern di riposo notturno, fornendo dati dettagliati che una volta erano accessibili solo in laboratori del sonno specializzati.

I wearables per il sonno si presentano in varie forme, dai braccialetti fitness ai dispositivi da indossare sulla testa, fino agli anelli intelligenti. Ciò che accomuna tutti questi dispositivi è la capacità di raccogliere dati mentre dormiamo, utilizzando una combinazione di sensori per monitorare vari aspetti del nostro riposo.

Tra i parametri più comunemente monitorati dai wearables troviamo:

1. Durata del sonno: Il tempo totale trascorso dormendo, inclusi eventuali risvegli notturni.
2. Fasi del sonno: La suddivisione del sonno in fasi leggere, profonde e REM.
3. Frequenza cardiaca: Le variazioni del battito cardiaco durante la notte.
4. Variabilità della frequenza cardiaca (HRV): Un indicatore importante dello stato di stress e recupero del corpo.
5. Movimenti: I movimenti del corpo durante il sonno, che possono indicare agitazione o risvegli.
6. Respirazione: Il ritmo e la profondità della respirazione, utili per identificare potenziali disturbi respiratori del sonno.
7. Temperatura corporea: Le fluttuazioni della temperatura durante la notte.

Uno dei vantaggi principali dei wearables è la loro capacità di raccogliere dati in modo continuo e non invasivo. Questo permette di ottenere una visione a lungo termine dei nostri pattern di sonno, identificando tendenze e variazioni che potrebbero non essere evidenti con un monitoraggio occasionale o soggettivo.

Tra i dispositivi più popolari sul mercato troviamo:

- Fitbit: Offre una gamma di braccialetti e smartwatch con funzionalità avanzate di monitoraggio del sonno, inclusa la suddivisione in fasi e il monitoraggio dell'ossigeno nel sangue.
- Oura Ring: Un anello intelligente che monitora il sonno, l'attività e la prontezza, offrendo insights dettagliati sulla qualità del riposo.
- Whoop: Un braccialetto focalizzato sul recupero e le prestazioni, con un'analisi approfondita del sonno e dello stress.
- Apple Watch: Oltre alle sue molteplici funzioni, offre un monitoraggio base del sonno e si integra con numerose app di terze parti per analisi più dettagliate.

Questi dispositivi non si limitano a raccogliere dati; molti offrono anche funzionalità per ottimizzare attivamente il sonno. Ad esempio, alcuni wearables includono sveglie intelligenti che ci destano durante una fase di sonno leggero, riducendo la sensazione di intorpidimento al risveglio. Altri forniscono feedback e suggerimenti personalizzati basati sui dati raccolti, come consigli sull'orario ideale per andare a letto o suggerimenti per migliorare l'igiene del sonno.

Tuttavia, è importante approcciarsi ai dati forniti dai wearables con un certo grado di cautela. Mentre questi dispositivi possono offrire indicazioni preziose, non sono strumenti medici diagnostici. La precisione nel rilevamento delle fasi del sonno, in particolare, può variare significativamente tra i diversi dispositivi e potrebbe non essere paragonabile a quella di un polisonnogramma professionale.

Un altro aspetto da considerare è l'impatto che l'uso stesso di questi dispositivi può avere sul sonno. Alcuni utenti riferiscono un'aumentata ansia legata al sonno (orthosomnia) derivante dal costante monitoraggio e dalla pressione di ottenere "punteggi" di sonno perfetti. È fondamentale utilizzare questi strumenti come supporto per migliorare il sonno, non come fonte di stress aggiuntivo.

Nonostante queste limitazioni, i wearables offrono vantaggi significativi per chi cerca di ottimizzare il proprio sonno. La possibilità di tracciare i propri pattern di sonno nel tempo può rivelare connessioni tra abitudini di vita e qualità del riposo che altrimenti potrebbero passare inosservate. Ad esempio, un utente potrebbe scoprire che l'esercizio fisico nel tardo pomeriggio migliora la qualità del suo sonno, o che il consumo di alcol, anche in piccole quantità, disturba il suo sonno REM.

Guardando al futuro, la tecnologia dei wearables per il sonno continua ad evolversi rapidamente. Nuovi sensori e algoritmi più sofisticati promettono di aumentare ulteriormente la precisione e l'utilità di questi dispositivi. Alcuni sviluppi promettenti includono:

- Monitoraggio più accurato delle fasi del sonno, avvicinandosi alla precisione dei test di laboratorio.
- Integrazione di dati ambientali, come temperatura della stanza, umidità e livelli di rumore, per una comprensione più olistica dei fattori che influenzano il sonno.
- Funzionalità di stimolazione del sonno, come l'emissione di suoni o vibrazioni specifiche per promuovere onde cerebrali associate al sonno profondo.

Per chi considera l'adozione di un wearable per il monitoraggio del sonno, è importante scegliere un dispositivo che si adatti al proprio stile di vita e alle proprie esigenze specifiche. Alcuni fattori da considerare includono:

- Comfort: Il dispositivo deve essere comodo da indossare durante il sonno.
- Durata della batteria: Idealmente, il dispositivo dovrebbe durare più notti con una singola carica.
- Integrazione con altre app e dispositivi: La capacità di sincronizzare i dati con altre piattaforme di salute e fitness può offrire una visione più completa del proprio benessere.
- Funzionalità aggiuntive: Alcuni potrebbero preferire un dispositivo che offra anche funzionalità di fitness tracking o notifiche smart.

L'utilizzo efficace di un wearable per il sonno richiede costanza e pazienza. È consigliabile monitorare il proprio sonno per diverse settimane o mesi per identificare pattern significativi. Inoltre, è importante combinare i dati del dispositivo con l'auto-osservazione: come ci si sente al risveglio? Come è l'energia durante il giorno? Questi feedback soggettivi sono altrettanto importanti dei dati numerici forniti dal dispositivo.

In definitiva, i wearables per il monitoraggio del sonno rappresentano uno strumento potente nel toolkit del biohacking del sonno. Offrono una visione oggettiva e dettagliata dei nostri pattern di riposo, permettendoci di fare scelte informate per migliorare la qualità del nostro sonno. Tuttavia, come con qualsiasi tecnologia, è fondamentale utilizzarli in modo consapevole e critico, ricordando sempre che sono un mezzo per raggiungere un fine - un sonno migliore e una vita più sana ed energica.

4.2 App e smart bed: strumenti digitali per migliorare la qualità del riposo

Nel panorama in rapida evoluzione della tecnologia del sonno, le app per smartphone e i letti intelligenti (smart bed) stanno emergendo come strumenti potenti e accessibili per chi cerca di ottimizzare il proprio riposo notturno. Questi strumenti digitali offrono una combinazione di monitoraggio, analisi e intervento attivo che può trasformare radicalmente la nostra esperienza di sonno.

Le app per il sonno rappresentano forse l'ingresso più comune nel mondo della tecnologia del sonno per molti utenti. Con migliaia di opzioni disponibili sugli app store, queste applicazioni variano da semplici tracker del sonno a sistemi complessi di analisi e coaching del riposo. Alcune delle funzionalità più comuni delle app per il sonno includono:

1. Monitoraggio del sonno: Utilizzando i sensori dello smartphone (come l'accelerometro e il microfono), molte app possono tracciare la durata del sonno, i movimenti notturni e persino tentare di identificare le fasi del sonno.

2. Sveglie intelligenti: Queste funzioni mirano a svegliarti durante una fase di sonno leggero, riducendo la sensazione di intorpidimento al risveglio.

3. Suoni rilassanti e meditazioni guidate: Molte app offrono una libreria di suoni della natura, rumore bianco o meditazioni per aiutare l'utente ad addormentarsi.

4. Analisi dei dati e report: Le app elaborano i dati raccolti per fornire insights sulla qualità del sonno e suggerimenti per migliorarla.

5. Integrazione con altri dispositivi: Molte app possono sincronizzarsi con wearables o altri dispositivi smart per una visione più completa della salute del sonno.

Tra le app più popolari e ben recensite troviamo:

- Sleep Cycle: Nota per la sua sveglia intelligente e l'analisi dettagliata dei pattern di sonno.
- Calm: Offre una vasta libreria di storie per dormire, meditazioni guidate e suoni rilassanti.
- Headspace: Combina tecniche di mindfulness e meditazione per migliorare la qualità del sonno.
- SleepScore: Utilizza tecnologia sonar per monitorare il sonno senza necessità di indossare dispositivi.

Mentre le app offrono una porta d'ingresso accessibile al monitoraggio del sonno, è importante notare che la loro precisione può variare significativamente. Il monitoraggio basato sullo smartphone, in particolare, può essere influenzato da fattori come la posizione del telefono, la presenza di un partner nel letto, o persino i movimenti di animali domestici.

Passando agli smart bed, questi rappresentano un salto quantico nella tecnologia del sonno. A differenza delle app che si affidano principalmente ai sensori dello smartphone, gli smart bed integrano sensori sofisticati direttamente nel materasso o nella struttura del letto. Questo permette un monitoraggio più preciso e meno invasivo del sonno, oltre a offrire funzionalità uniche per migliorare attivamente la qualità del riposo.

Alcune delle caratteristiche più avanzate degli smart bed includono:

1. Regolazione automatica della firmezza: Alcuni modelli possono adattare la firmezza del materasso in tempo reale in base ai movimenti e alla posizione del dormiente.

2. Controllo della temperatura: Letti dotati di sistemi di raffreddamento o riscaldamento possono mantenere una temperatura ottimale durante tutta la notte.

3. Monitoraggio avanzato del sonno: Sensori integrati possono tracciare parametri come la frequenza cardiaca, la respirazione e i movimenti con una precisione superiore rispetto ai wearables.

4. Funzioni anti-russamento: Alcuni smart bed possono rilevare il russamento e regolare leggermente l'inclinazione del letto per ridurlo.

5. Integrazione domotica: Molti smart bed possono connettersi ad altri dispositivi smart home, come luci o termostati, per creare l'ambiente di sonno ideale.

Tra i produttori leader di smart bed troviamo:

- Sleep Number: Offre letti con firmezza regolabile e monitoraggio dettagliato del sonno.

- Eight Sleep: Il loro Pod Pro include controllo della temperatura e monitoraggio avanzato del sonno.
- ReST: Propone materassi con zone di pressione regolabili individualmente.

Nonostante i loro potenziali benefici, gli smart bed presentano alcune considerazioni importanti. Il costo elevato può essere un ostacolo significativo per molti consumatori. Inoltre, la dipendenza dalla tecnologia per il sonno può portare, in alcuni casi, a un'eccessiva preoccupazione per i dati del sonno, un fenomeno noto come "orthosomnia".

L'integrazione tra app e smart bed sta creando ecosistemi sempre più sofisticati per la gestione del sonno. Molti smart bed offrono app companion che non solo visualizzano i dati raccolti, ma forniscono anche consigli personalizzati basati sull'analisi di questi dati. Questa sinergia tra hardware avanzato e software intelligente promette di offrire un approccio sempre più olistico e personalizzato al miglioramento del sonno.

Un aspetto interessante dell'evoluzione di questi strumenti digitali è il loro potenziale utilizzo nella ricerca sul sonno. La raccolta di dati su larga scala attraverso app e smart bed potrebbe fornire ai ricercatori insight preziosi sui pattern di sonno della popolazione generale, contribuendo a una comprensione più profonda della fisiologia del sonno e dei fattori che la influenzano.

Tuttavia, questa raccolta massiva di dati solleva anche importanti questioni di privacy e sicurezza. Gli utenti dovrebbero essere consapevoli di come vengono utilizzati i loro dati del sonno e assicurarsi di scegliere app e dispositivi che adottino rigorose misure di protezione dei dati.

Per chi considera l'adozione di questi strumenti digitali per migliorare il proprio sonno, ecco alcuni consigli:

1. Inizia con le basi: Prima di investire in tecnologie costose, assicurati di aver ottimizzato l'igiene del sonno di base (ambiente buio, fresco e silenzioso, routine regolare, etc.).

2. Scegli strumenti che si adattano al tuo stile di vita: Non tutte le app o i dispositivi sono adatti a tutti. Considera le tue esigenze specifiche e come questi strumenti si integreranno nella tua routine quotidiana.

3. Usa i dati come guida, non come dogma: I dati forniti da questi strumenti dovrebbero essere un punto di partenza per la riflessione e il miglioramento, non una fonte di stress.

4. Combina tecnologia e consapevolezza: Gli strumenti digitali sono più efficaci quando combinati con una maggiore consapevolezza dei propri pattern di sonno e dei fattori che li influenzano.

5. Consulta un professionista se necessario: Se i problemi di sonno persistono nonostante l'uso di questi strumenti, è importante consultare un medico o uno specialista del sonno.

L'evoluzione delle app per il sonno e degli smart bed è un campo in rapido sviluppo. Nuove tecnologie come l'intelligenza artificiale e il machine learning promettono di rendere questi strumenti ancora più precisi e personalizzati in futuro. Potremmo vedere l'emergere di sistemi che non solo monitorano e analizzano il sonno, ma intervengono attivamente per migliorarlo, forse regolando in tempo reale fattori come la temperatura, l'illuminazione e persino la composizione dell'aria nella camera da letto.

Mentre guardiamo al futuro di questi strumenti digitali per il sonno, è importante mantenere una prospettiva equilibrata. La tecnologia può essere un alleato potente nel nostro percorso verso un sonno migliore, ma non dovrebbe mai sostituire completamente la nostra intuizione e consapevolezza personale. Il sonno rimane un processo profondamente individuale e complesso, e il ruolo ideale della tecnologia è quello di supportare e potenziare la nostra capacità naturale di riposare e rigenerarci.

4.3 Interpretare i dati del sonno per apportare miglioramenti

Con la proliferazione di dispositivi e app per il monitoraggio del sonno, molti di noi si trovano di fronte a una mole impressionante di dati ogni mattina. Grafici colorati, punteggi del sonno e metriche varie promettono di svelare i segreti del nostro riposo notturno. Tuttavia, tradurre questi numeri e grafici in azioni concrete per migliorare il sonno può risultare una sfida. In questo sottocapitolo, esploreremo come interpretare efficacemente i dati del sonno e utilizzarli per apportare miglioramenti tangibili alla qualità del nostro riposo.

Il primo passo nell'interpretazione dei dati del sonno è comprendere le metriche chiave che la maggior parte dei dispositivi e delle app tracciano:

1. Durata totale del sonno: Il tempo totale trascorso dormendo, inclusi eventuali risvegli notturni.

2. Efficienza del sonno: La percentuale di tempo trascorso effettivamente dormendo rispetto al tempo totale trascorso a letto.

3. Latenza del sonno: Il tempo necessario per addormentarsi dopo essere andati a letto.

4. Fasi del sonno: La suddivisione del sonno in fasi leggere, profonde e REM.

5. Risvegli notturni: Il numero e la durata dei risvegli durante la notte.

6. Frequenza cardiaca e variabilità della frequenza cardiaca (HRV): Indicatori dello stato di stress e recupero del corpo.

7. Respirazione: Il ritmo e la profondità della respirazione durante il sonno.

8. Temperatura corporea: Le fluttuazioni della temperatura durante la notte.

9. Movimenti: L'attività fisica durante il sonno, che può indicare agitazione o disturbi del sonno.

Mentre queste metriche forniscono una ricchezza di informazioni, è cruciale ricordare che i dispositivi di monitoraggio del sonno consumer non sono strumenti medici diagnostici. La loro precisione, soprattutto nel rilevamento delle fasi del sonno, può variare significativamente. Pertanto, è importante considerare questi dati come indicativi piuttosto che come verità assolute.

Per iniziare a dare un senso ai propri dati del sonno, è utile stabilire una linea di base. Questo significa monitorare il proprio sonno per diverse settimane senza apportare cambiamenti significativi alle proprie abitudini. Questo periodo di osservazione permette di identificare i propri pattern naturali di sonno e stabilire una media personale per ciascuna metrica.

Una volta stabilita questa linea di base, si può iniziare a cercare correlazioni tra i dati del sonno e i fattori dello stile di vita. Alcune domande da porsi includono:

- C'è una relazione tra l'orario in cui vado a letto e la qualità del mio sonno?
- L'esercizio fisico influenza la mia durata o profondità del sonno?
- Come influiscono l'alcol o i pasti tardivi sulla mia efficienza del sonno?
- Ci sono giorni della settimana in cui il mio sonno è consistentemente migliore o peggiore?

Per facilitare questa analisi, molti esperti consigliano di tenere un diario del sonno accanto al monitoraggio digitale. Questo diario dovrebbe includere non solo informazioni sul sonno, ma anche dettagli sulle attività quotidiane, l'alimentazione, lo stress e altri fattori che potrebbero influenzare il riposo. Combinando questi dati soggettivi con le metriche oggettive fornite dai dispositivi di monitoraggio, si può ottenere una visione più completa e personalizzata del proprio sonno.

Un aspetto cruciale nell'interpretazione dei dati del sonno è la comprensione dei cicli del sonno. Un ciclo di sonno completo dura tipicamente 90-110 minuti e include fasi di sonno leggero, profondo e REM. La distribuzione di queste fasi varia durante la notte, con il sonno profondo predominante nella prima metà della notte e il sonno REM più abbondante verso le ore mattutine.

Analizzando i propri cicli di sonno, si potrebbe notare:

- Se si sta ottenendo abbastanza sonno profondo, cruciale per il recupero fisico.
- Se si sta beneficiando di sufficiente sonno REM, importante per la consolidazione della memoria e la regolazione emotiva.
- Se i cicli di sonno sono frequentemente interrotti, il che potrebbe indicare disturbi del sonno.

È importante notare che la quantità ideale di ciascuna fase del sonno può variare da persona a persona e può cambiare con l'età. In generale, gli adulti dovrebbero mirare a ottenere circa il 20-25% di sonno profondo e 20-25% di sonno REM, ma questi numeri possono variare significativamente.

Un altro aspetto da considerare nell'interpretazione dei dati è la variabilità della frequenza cardiaca (HRV). Un'alta HRV durante il sonno è generalmente considerata un indicatore di buon recupero e resilienza allo stress. Se si nota una bassa HRV costante, potrebbe essere un segnale di sovrallenamento, stress eccessivo o potenziali problemi di salute.

Nell'analizzare i propri dati del sonno, è fondamentale evitare la trappola dell'ossessione per i numeri, un fenomeno noto come "orthosomnia". L'eccessiva preoccupazione per il raggiungimento di punteggi di sonno "perfetti" può paradossalmente aumentare l'ansia e peggiorare la qualità del sonno. I dati dovrebbero essere visti come uno strumento per l'auto-miglioramento, non come una fonte di stress aggiuntivo.

Una volta identificati i pattern e le aree di miglioramento nei propri dati del sonno, il passo successivo è apportare cambiamenti mirati. Alcuni esempi di interventi basati sui dati potrebbero includere:

- Se i dati mostrano una bassa efficienza del sonno, si potrebbe sperimentare con l'orario di andare a letto, cercando di allinearlo meglio con il proprio ritmo circadiano naturale.

- Se si nota una carenza di sonno profondo, si potrebbe provare a aumentare l'attività fisica durante il giorno o a ridurre l'esposizione alla luce blu nelle ore serali.

- Se i dati indicano frequenti risvegli notturni, si potrebbe esaminare fattori ambientali come temperatura, rumore o luminosità della camera da letto.

- Se si osserva una bassa HRV, si potrebbe considerare l'introduzione di pratiche di gestione dello stress come la meditazione o lo yoga.

È cruciale apportare questi cambiamenti uno alla volta e monitorarne gli effetti per alcune settimane. Questo approccio permette di isolare l'impatto di ciascun cambiamento e di determinare quali interventi sono più efficaci per il proprio sonno individuale.

Nell'interpretare i dati del sonno, è anche importante considerare il contesto più ampio della propria salute e stile di vita. Fattori come lo stress cronico, condizioni mediche preesistenti, o cambiamenti significativi nella routine possono tutti influenzare i pattern di sonno. In alcuni casi, anomalie persistenti nei dati del sonno potrebbero giustificare una consultazione con un professionista del sonno.

Un aspetto spesso trascurato nell'analisi dei dati del sonno è l'importanza del risveglio. Molti dispositivi ora offrono funzioni di "sveglia intelligente" che mirano a svegliarti durante una fase di sonno leggero. Valutare come ci si sente al risveglio può essere altrettanto importante quanto analizzare i dati della notte. Un risveglio naturale e rinfrescato è spesso un indicatore più affidabile di un buon sonno rispetto a qualsiasi metrica numerica.

Con l'evoluzione della tecnologia del sonno, stiamo assistendo all'emergere di sistemi di intelligenza artificiale che promettono di semplificare l'interpretazione dei dati del sonno. Questi sistemi possono analizzare grandi quantità di dati per identificare pattern e fornire raccomandazioni personalizzate. Tuttavia, è importante mantenere un approccio critico a queste raccomandazioni automatizzate e considerarle sempre nel contesto della propria esperienza personale.

Un'area promettente nell'interpretazione dei dati del sonno è l'integrazione con altri dati di salute e benessere. Combinando i dati del sonno con informazioni su dieta, attività fisica, livelli di stress e persino dati ambientali, possiamo ottenere una visione più olistica della nostra salute. Questa integrazione potrebbe rivelare connessioni sorprendenti e aprire nuove strade per l'ottimizzazione del sonno e del benessere generale.

Per coloro che si sentono sopraffatti dalla quantità di dati disponibili, può essere utile concentrarsi inizialmente su un numero limitato di metriche chiave. Ad esempio, monitorare consistentemente la durata totale del sonno, l'efficienza del sonno e come ci si sente al risveglio può fornire una solida base per iniziare. Man mano che si acquisisce familiarità con questi dati di base, si può gradualmente espandere l'analisi per includere metriche più avanzate.

È anche importante ricordare che, nonostante tutti i dati e le metriche a nostra disposizione, la percezione soggettiva della qualità del sonno rimane un indicatore cruciale. Se ci si sente riposati e rinvigoriti al mattino, questo è un segnale positivo, indipendentemente da ciò che i numeri potrebbero suggerire. Allo stesso modo, se ci si sente costantemente stanchi nonostante dati apparentemente buoni, potrebbe essere necessario un'indagine più approfondita.

Nell'era dei big data, l'interpretazione dei dati del sonno sta diventando sempre più sofisticata. Ricercatori e aziende stanno esplorando l'uso di tecniche di machine learning per identificare pattern complessi nei dati del sonno che potrebbero sfuggire all'occhio umano. Questi avanzamenti promettono di fornire insights ancora più dettagliati e personalizzati sulla nostra salute del sonno.

Tuttavia, con questa crescente sofisticazione, emergono anche questioni etiche e di privacy. La natura intima dei dati del sonno solleva importanti domande su chi ha accesso a queste informazioni e come vengono utilizzate. Gli utenti dovrebbero essere consapevoli delle politiche di privacy dei dispositivi e delle app che utilizzano e considerare attentamente con chi condividono i propri dati del sonno.

In definitiva, l'interpretazione dei dati del sonno è tanto un'arte quanto una scienza. Richiede una combinazione di analisi oggettiva, intuizione personale e sperimentazione paziente. Con il giusto approccio, questi dati possono diventare uno strumento potente per migliorare non solo la qualità del nostro sonno, ma anche il nostro benessere complessivo.

La chiave sta nel vedere questi dati come un punto di partenza per l'esplorazione e il miglioramento, non come un giudizio definitivo sulla qualità del nostro riposo. Utilizzati saggiamente, i dati del sonno possono aprire la porta a notti più riposanti e giorni più energici, contribuendo a una vita più sana e appagante.

Capitolo V: Routine Pre-Sonno per un Riposo Ottimale

Le ore che precedono il sonno sono cruciali per determinare la qualità del nostro riposo notturno. In un mondo frenetico e sempre connesso, la capacità di disconnettersi e preparare mente e corpo per il sonno è diventata un'arte preziosa. Una routine pre-sonno ben strutturata non è un lusso, ma una necessità per chiunque aspiri a un sonno profondo e rigenerante.

Immaginate di trasformare la vostra serata in un rituale di transizione, un ponte armonioso tra il caos della giornata e la quiete della notte. Questa routine diventa un segnale potente per il vostro corpo e la vostra mente, un invito a rallentare, rilassarsi e prepararsi per il riposo.

In questo capitolo, esploreremo le strategie più efficaci per creare una routine serale che favorisca un sonno ottimale. Dall'importanza di attività rilassanti alla gestione dello stress, scopriremo come piccoli cambiamenti nelle nostre abitudini serali possano portare a miglioramenti significativi nella qualità del nostro sonno.

La routine pre-sonno non è solo una serie di azioni, ma un cambiamento di mindset. È un momento per onorare il nostro bisogno di riposo, per coltivare la consapevolezza e per creare uno spazio mentale e fisico che favorisca un sonno profondo e ristoratore.

Preparatevi a rivoluzionare le vostre serate e, di conseguenza, le vostre notti. Il viaggio verso un sonno migliore inizia molto prima di posare la testa sul cuscino, e sta per iniziare ora.

5.1 Creare una routine serale efficace

La creazione di una routine serale efficace è un passo fondamentale verso l'ottimizzazione del sonno. Una buona routine pre-sonno agisce come un rituale di transizione, preparando gradualmente il corpo e la mente al riposo. Questo processo non solo facilita l'addormentamento, ma può anche migliorare significativamente la qualità del sonno durante la notte.

L'importanza di una routine serale ben strutturata risiede nella sua capacità di sincronizzare i nostri ritmi interni con il ciclo naturale giorno-notte. Il nostro corpo è governato da ritmi circadiani, orologi biologici interni che regolano vari processi fisiologici, incluso il sonno. Una routine costante aiuta a "settare" questi orologi, segnalando al corpo che è ora di iniziare a rilassarsi e prepararsi per il sonno.

Il primo passo nella creazione di una routine serale efficace è stabilire un orario regolare per andare a letto. La coerenza è fondamentale: cercare di andare a letto e svegliarsi più o meno alla stessa ora ogni giorno, anche nei fine settimana, può avere un impatto significativo sulla qualità del sonno. Questo aiuta a sincronizzare il ritmo circadiano del corpo, facilitando l'addormentamento e il risveglio naturale.

Una volta stabilito un orario, è importante iniziare la routine serale almeno 1-2 ore prima del momento previsto per andare a letto. Questo periodo di "wind-down" permette una transizione graduale dallo stato di veglia attiva al sonno. Durante questo tempo, è cruciale ridurre progressivamente l'esposizione a stimoli che possono interferire con il sonno.

Un elemento chiave di una routine serale efficace è la riduzione dell'esposizione alla luce blu. La luce blu, emessa da dispositivi elettronici come smartphone, tablet e computer, può sopprimere la produzione di melatonina, l'ormone del sonno. Idealmente, questi dispositivi dovrebbero essere spenti o messi da parte almeno un'ora prima di coricarsi. Se è necessario utilizzarli, l'uso di filtri per la luce blu o occhiali appositi può aiutare a mitigare gli effetti negativi.

Al posto dell'uso di dispositivi elettronici, la routine serale può includere attività rilassanti che favoriscono il sonno. La lettura di un libro (preferibilmente non su un e-reader con retroilluminazione), l'ascolto di musica soft o podcast rilassanti, o la pratica di hobby tranquilli come il disegno o il lavoro a maglia possono essere ottime opzioni. Queste attività aiutano a distogliere la mente dalle preoccupazioni della giornata e a creare uno stato mentale più favorevole al sonno.

Un altro aspetto importante della routine serale è la cura del proprio ambiente di sonno. Preparare la camera da letto per la notte può diventare un rituale rilassante in sé. Questo può includere:

1. Abbassare le luci: Utilizzare illuminazione soffusa o candele per creare un'atmosfera tranquilla.
2. Regolare la temperatura: Assicurarsi che la stanza sia fresca, idealmente intorno ai 18-20°C.

3. Ridurre il rumore: Se necessario, utilizzare tappi per le orecchie o un dispositivo per il rumore bianco.
4. Preparare il letto: Sistemare lenzuola fresche e cuscini comodi può rendere l'idea di andare a letto più invitante.

L'igiene personale gioca anche un ruolo importante nella routine serale. Un bagno caldo o una doccia tiepida circa 1-2 ore prima di coricarsi può favorire il sonno. Questo perché il successivo raffreddamento del corpo dopo il bagno imita il naturale calo della temperatura corporea che precede il sonno, inviando un segnale al cervello che è ora di riposare.

La scelta dell'abbigliamento per la notte non dovrebbe essere sottovalutata. Indossare vestiti comodi e traspiranti specificamente dedicati al sonno può contribuire a creare un'associazione mentale con il riposo. Alcuni preferiscono tessuti naturali come cotone o seta per la loro capacità di regolare la temperatura corporea durante la notte.

Un elemento spesso trascurato ma potenzialmente benefico in una routine serale è la pratica della gratitudine. Dedicare qualche minuto a riflettere sugli aspetti positivi della giornata o a scrivere un diario di gratitudine può aiutare a spostare la mente da pensieri stressanti o negativi verso uno stato più positivo e rilassato, favorevole al sonno.

L'alimentazione serale gioca un ruolo cruciale nella qualità del sonno. Una routine efficace dovrebbe includere linee guida su cosa mangiare e bere nelle ore precedenti il riposo. In generale, è consigliabile:

1. Evitare pasti pesanti nelle 2-3 ore prima di coricarsi.
2. Limitare l'assunzione di caffeina nel pomeriggio e di alcol in serata.
3. Se necessario, optare per uno spuntino leggero ricco di triptofano, come una banana con burro di arachidi o yogurt con miele.
4. Bere un'infusione calmante come camomilla o tisana alla valeriana può diventare parte del rituale serale.

L'attività fisica è un altro fattore da considerare nella routine serale. Mentre l'esercizio intenso nelle ore serali può interferire con il sonno, uno stretching leggero o yoga gentile può essere molto benefico. Queste attività aiutano a rilassare i muscoli e a ridurre la tensione fisica accumulata durante il giorno.

Un aspetto spesso trascurato ma importante di una routine serale efficace è la gestione delle responsabilità. Dedicare del tempo alla pianificazione del giorno successivo può aiutare a sgombrare la mente da preoccupazioni e pensieri che potrebbero interferire con il sonno. Questo può includere:

1. Preparare i vestiti per il giorno dopo.
2. Fare una lista delle attività prioritarie per il giorno successivo.
3. Organizzare lo spazio di lavoro o lo zaino.

Queste semplici azioni possono ridurre lo stress e l'ansia legati alle incombenze future, permettendo alla mente di rilassarsi più facilmente.

La consistenza è la chiave per il successo di qualsiasi routine serale. Tuttavia, è importante trovare un equilibrio tra rigidità e flessibilità. Mentre è fondamentale cercare di mantenere una routine regolare, è anche importante non stressarsi se occasionalmente non si riesce a seguirla alla perfezione. Lo stress di cercare di aderire a una routine troppo rigida può essere controproducente per il sonno.

Per coloro che hanno difficoltà a staccarsi dalle attività serali e iniziare la routine pre-sonno, può essere utile impostare degli allarmi o promemoria. Questi possono fungere da segnali per iniziare a rallentare e prepararsi per il riposo.

È anche importante considerare che una routine serale efficace può variare da persona a persona. Ciò che funziona per uno potrebbe non funzionare per un altro. Sperimentare con diverse attività e orari è fondamentale per trovare la combinazione ideale per le proprie esigenze individuali.

Per le coppie o le famiglie, creare una routine serale condivisa può essere un modo per rafforzare i legami e creare un'atmosfera tranquilla in casa. Questo potrebbe includere attività come leggere insieme, fare una passeggiata serale o semplicemente conversare tranquillamente.

Per chi ha bambini, integrare la propria routine serale con quella dei figli può essere una sfida, ma anche un'opportunità. Stabilire una routine coerente per i bambini non solo beneficia il loro sonno, ma può anche creare un momento di calma per i genitori prima del proprio riposo.

Nel mondo moderno, sempre connesso e frenetico, può essere difficile "staccare la spina" e iniziare una routine serale rilassante. Una strategia utile può essere quella di creare un "confine digitale", un momento specifico della serata in cui si spengono o si mettono da parte tutti i dispositivi elettronici. Questo può essere accompagnato da un rituale simbolico, come lo spegnimento delle notifiche o la messa del telefono in modalità "non disturbare".

Per chi lavora su turni o ha orari irregolari, creare una routine serale può essere particolarmente impegnativo. In questi casi, è importante cercare di mantenere elementi coerenti nella routine, anche se gli orari possono variare. L'uso di maschere per gli occhi, tende oscuranti e dispositivi per il rumore bianco può aiutare a creare un ambiente favorevole al sonno indipendentemente dall'ora del giorno.

Una routine serale ben strutturata può anche essere un'opportunità per praticare l'auto-cura e il benessere personale. Questo potrebbe includere attività come l'applicazione di una maschera facciale, un auto-massaggio o l'uso di oli essenziali rilassanti. Queste pratiche non solo preparano il corpo al riposo, ma possono anche diventare un momento piacevole da attendere con anticipazione.

Infine, è importante ricordare che la creazione di una routine serale efficace è un processo, non un evento. Può richiedere tempo e aggiustamenti per trovare la combinazione perfetta di attività e tempi che funzionano per te. L'importante è essere pazienti e persistenti, osservando come diversi elementi della routine influenzano la qualità del sonno e il benessere generale.

In conclusione, una routine serale efficace è molto più di una semplice lista di cose da fare prima di andare a letto. È un rituale personalizzato che segna la transizione dal giorno alla notte, preparando corpo e mente per un sonno ristoratore. Investire tempo ed energia nella creazione e nel mantenimento di una routine serale può portare a miglioramenti significativi non solo nella qualità del sonno, ma anche nel benessere generale e nella produttività diurna. Con pazienza, sperimentazione e costanza, è possibile trasformare le proprie serate in un momento di tranquillità e preparazione, aprendo la porta a notti di sonno profondo e rigenerante.

5.2 Meditazione, mindfulness e respirazione per rilassarsi prima di dormire

Immaginate di essere sdraiati a letto, gli occhi fissi sul soffitto, mentre la mente corre come un treno in corsa, saltando da un pensiero all'altro. Il sonno sembra un miraggio lontano, irraggiungibile. Vi suona familiare? Per molti di noi, questa scena è fin troppo comune. Ma cosa succederebbe se vi dicessi che avete già con voi gli strumenti per trasformare questo scenario di agitazione in un'oasi di calma?

Benvenuti nel mondo della meditazione, della mindfulness e delle tecniche di respirazione – le vostre armi segrete per conquistare la pace mentale e un sonno ristoratore.

Iniziamo con la meditazione. No, non dovete essere monaci tibetani o guru new age per trarne beneficio. La meditazione è semplicemente l'arte di focalizzare la mente, e chiunque può impararla. Pensatela come un allenamento per il cervello, un modo per insegnare alla vostra mente a stare ferma invece di correre in tutte le direzioni come un cucciolo iperattivo.

Una tecnica semplice ma potente è la meditazione del respiro. Trovate una posizione comoda, chiudete gli occhi e concentratevi sul vostro respiro. Inspirate profondamente dal naso, sentite l'aria riempire i polmoni, poi espirate lentamente dalla bocca. Semplice, vero? Eppure, incredibilmente efficace. Fate questo per 5-10 minuti prima di andare a letto e sentirete la tensione sciogliersi come neve al sole.

Ma aspettate, sento già le vostre obiezioni: "La mia mente non si ferma mai!" Nessun problema. L'obiettivo della meditazione non è svuotare completamente la mente (un'impresa praticamente impossibile), ma imparare a osservare i pensieri senza lasciarsi trascinare da essi. Immaginate i vostri pensieri come nuvole nel cielo: li vedete passare, li riconoscete, ma non vi attaccate a loro. Con la pratica, scoprirete che quei pensieri che prima vi tenevano svegli tutta la notte inizieranno a dissolversi da soli.

Passiamo alla mindfulness. Se la meditazione vi sembra troppo "zen", la mindfulness potrebbe essere più nelle vostre corde. In sostanza, si tratta di essere pienamente presenti nel momento, senza giudizio. Suona complicato? In realtà, è più semplice di quanto pensiate.

Provate questo: la prossima volta che siete a letto, invece di preoccuparvi del meeting di domani o di rimuginare sulla discussione avuta con un collega, concentratevi su ciò che state sperimentando in quel preciso istante. Sentite la morbidezza delle lenzuola sulla pelle, ascoltate il suono del vostro respiro, notate la temperatura della stanza. Questa pratica di consapevolezza può ancorarvi al presente, allontanandovi dalle preoccupazioni che spesso ci tengono svegli.

Una tecnica di mindfulness particolarmente efficace per il sonno è la scansione corporea. Partendo dalla punta dei piedi, portate gradualmente l'attenzione su ogni parte del vostro corpo, rilassando consciamente ogni muscolo lungo il percorso. È come un massaggio mentale che vi preparerà dolcemente al sonno.

E ora, parliamo di respirazione. Il respiro è il ponte tra il corpo e la mente, un potente strumento che abbiamo sempre con noi. La tecnica del "4-7-8" è un vero e proprio sonnifero naturale. Ecco come funziona: inspirate per 4 secondi, trattenete il respiro per 7 secondi, poi espirate lentamente per 8 secondi. Ripetete questo ciclo quattro volte. Questa tecnica non solo vi aiuterà a rilassarvi, ma regolerà anche il vostro sistema nervoso, preparandovi per un sonno profondo.

Un'altra tecnica di respirazione che adoro è il "respiro alternato". Chiudete la narice destra con il pollice destro e inspirate dalla narice sinistra. Poi, chiudete la narice sinistra con l'anulare destro, rilasciate il pollice e espirate dalla narice destra. Invertite il processo e ripetete. Questa pratica bilancia i due emisferi del cervello e ha un effetto calmante quasi immediato.

Ma forse state pensando: "Tutto questo suona bene, ma quando dovrei farlo? La mia serata è già piena!" La bellezza di queste pratiche è che non richiedono molto tempo. Anche solo 5-10 minuti possono fare una grande differenza. Provate a incorporarle nella vostra routine serale, magari subito dopo aver spento le luci o mentre siete già a letto. Con il tempo, diventeranno una parte naturale e attesa della vostra preparazione al sonno.

E se vi sentite sopraffatti dall'idea di iniziare tutte queste pratiche contemporaneamente, ricordate: non è una gara. Iniziate con una tecnica che vi attira di più e costruite da lì. Magari iniziate con 2 minuti di respirazione profonda ogni sera per una settimana. La settimana successiva, aumentate a 5 minuti. Gradualmente, potrete aggiungere altri elementi o esplorare tecniche diverse.

Un aspetto spesso trascurato di queste pratiche è il loro impatto cumulativo. Non aspettatevi miracoli dalla prima notte. Come con qualsiasi allenamento, i benefici si accumulano nel tempo. Con la pratica costante, noterete non solo un miglioramento nel vostro sonno, ma anche una maggiore capacità di gestire lo stress durante il giorno.

E se vi trovate a lottare con pensieri persistenti mentre cercate di meditare o praticare la mindfulness? Un trucco utile è dare un nome ai vostri pensieri. "Ah, ecco il pensiero della lista delle cose da fare", o "Questo è il pensiero dell'ansia per il futuro". Questo semplice atto di etichettare può aiutarvi a distanziarvi dai pensieri, rendendoli meno potenti.

Un'altra tecnica potente è la visualizzazione guidata. Chiudete gli occhi e immaginate un luogo pacifico e sicuro. Può essere una spiaggia tranquilla, una foresta silenziosa o qualsiasi posto vi faccia sentire in pace. Usate tutti i vostri sensi: cosa vedete, sentite, odorate in questo luogo? Questa pratica non solo vi aiuterà a rilassarvi, ma creerà anche un'associazione positiva con l'atto di andare a dormire.

Per coloro che trovano difficile sedersi in silenzio, le app di meditazione guidata possono essere un ottimo punto di partenza. App come Headspace, Calm o Insight Timer offrono una vasta gamma di meditazioni guidate specificamente pensate per il sonno. Ascoltare una voce calma che vi guida attraverso una meditazione può essere incredibilmente rilassante e può aiutarvi a sviluppare la vostra pratica personale.

Un aspetto interessante della meditazione e della mindfulness è il loro effetto sul nostro rapporto con il sonno stesso. Molte persone sviluppano un'ansia legata al sonno, preoccupandosi di non riuscire a dormire abbastanza o bene. Ironicamente, questa preoccupazione può peggiorare i problemi di sonno. Le pratiche di consapevolezza ci insegnano ad accettare il nostro stato attuale senza giudizio. Non riuscite a dormire? Va bene così. Osservate questa esperienza con curiosità piuttosto che frustrazione. Questo cambio di prospettiva può, paradossalmente, rendere più facile rilassarsi e addormentarsi.

E se vi sentite troppo stanchi per meditare? Ricordate, non c'è un modo "giusto" o "sbagliato" di farlo. Se vi addormentate durante la meditazione, ottimo! Avete raggiunto l'obiettivo finale. La chiave è approcciarsi a queste pratiche con un atteggiamento di gentilezza verso se stessi, senza pressioni o aspettative.

Un altro strumento potente nel vostro arsenale di rilassamento è l'uso di mantra o affermazioni positive. Scegliete una frase breve e calmante da ripetere mentalmente mentre vi preparate per il sonno. Potrebbe essere qualcosa di semplice come "Sono in pace" o "Mi rilasso e mi lascio andare". Ripetendo questo mantra, create un punto focale per la mente, allontanandola dalle preoccupazioni e dai pensieri ansiosi.

Per coloro che amano un approccio più fisico, lo yoga nidra può essere una pratica meravigliosa prima di dormire. Questa forma di yoga guidato, spesso chiamata "sonno yogico", vi porta attraverso vari stadi di rilassamento profondo. Molti praticanti riferiscono che 30 minuti di yoga nidra possono essere rigeneranti come diverse ore di sonno.

E non dimentichiamo il potere del suono nel favorire il rilassamento. I suoni binaurali, frequenze sonore specifiche che influenzano le onde cerebrali, possono essere particolarmente efficaci nel promuovere stati di rilassamento profondo. Esistono numerose playlist e app dedicate che offrono questi suoni specificamente progettati per il sonno.

Un aspetto affascinante della meditazione e della mindfulness è il loro impatto sulla produzione di melatonina, l'ormone del sonno. Studi hanno dimostrato che la pratica regolare di queste tecniche può aumentare naturalmente i livelli di melatonina nel corpo, facilitando un sonno più profondo e ristoratore.

Mentre esplorate queste pratiche, potreste scoprire che alcune tecniche funzionano meglio per voi in determinati momenti o situazioni. Ad esempio, potreste trovare che la meditazione guidata è più efficace quando siete particolarmente stressati, mentre la semplice osservazione del respiro funziona meglio nelle notti più tranquille. La flessibilità è la chiave: create un "toolkit" di tecniche diverse a cui attingere in base alle vostre esigenze del momento.

Un aspetto spesso trascurato di queste pratiche è il loro potenziale di trasformare non solo il vostro sonno, ma anche il vostro approccio alla vita. Con il tempo, potreste notare che la calma e la consapevolezza che coltivate prima di dormire iniziano a permeare altri aspetti della vostra giornata. Potreste trovare più facile gestire lo stress al lavoro, essere più presenti nelle relazioni, o semplicemente apprezzare di più i piccoli momenti di gioia quotidiana.

In conclusione, la meditazione, la mindfulness e le tecniche di respirazione sono molto più di semplici strumenti per migliorare il sonno. Sono porte che si aprono su un modo di vivere più consapevole, calmo e appagante. Non importa se siete alle prime armi o praticanti esperti, c'è sempre qualcosa di nuovo da scoprire in questo viaggio verso un sonno migliore e una vita più equilibrata.

Quindi, la prossima volta che vi troverete a lottare con l'insonnia, invece di contare le pecore, provate a contare i respiri. Potreste scoprire che il sentiero verso un sonno profondo e ristoratore era sempre stato lì, nascosto nel ritmo quieto del vostro respiro, in attesa di essere esplorato.

5.3 Come eliminare lo stress serale per facilitare il sonno

Il sole tramonta, le ombre si allungano, e con l'arrivo della sera, ecco che si presenta il nostro vecchio "amico": lo stress serale. Come un ospite indesiderato, si insinua nei nostri pensieri, si accomoda sulle nostre spalle, e sembra determinato a rovinare la nostra notte. Ma non temete, cari lettori notturni, perché oggi esploreremo insieme le vie segrete per esorcizzare questo demone del crepuscolo.

Immaginate di essere un guerriero, armato non di spada e scudo, ma di conoscenza e determinazione. Il vostro campo di battaglia? La vostra mente. Il vostro nemico? Quello stress che vi sussurra all'orecchio tutte le preoccupazioni della giornata appena trascorsa e tutte le ansie per quella che verrà.

Il primo passo per sconfiggere questo nemico è riconoscerlo. Lo stress serale si manifesta in mille forme: è quel nodo allo stomaco quando pensate alla riunione di domani, è quel battito accelerato quando ripassate mentalmente la lista infinita di cose da fare, è quella tensione nelle spalle che sembra non voler andare via. Riconoscerlo significa già iniziare a disarmarlo.

Ma come si fa a combattere un nemico così sfuggente? La risposta sta nel creare dei confini, delle barriere che lo stress non può oltrepassare. Immaginate di tracciare una linea invisibile intorno al vostro letto, un cerchio magico che le preoccupazioni non possono varcare. Sembra fantasia? Eppure, con un po' di pratica e determinazione, è possibile creare questo spazio sicuro.

Iniziamo con il più ovvio, ma spesso trascurato, alleato nella nostra battaglia: l'ambiente. La vostra camera da letto dovrebbe essere un santuario, non un'estensione dell'ufficio. Via i laptop, addio smartphone (almeno un'ora prima di coricarsi, per favore!), arrivederci a tutto ciò che vi ricorda il lavoro o le responsabilità. Trasformate il vostro spazio in un rifugio di pace. Luci soffuse, magari qualche candela profumata (lavanda, anyone?), e perché no, dei cuscini extra morbidi dove affondare i vostri pensieri pesanti.

Ma lo stress, furbo com'è, non si ferma certo davanti a una porta chiusa. Ecco perché dobbiamo lavorare anche sulla nostra mente. Avete mai provato a tenere un "diario di scarico"? No, non è un resoconto idraulico, ma un potente strumento per liberare la mente. Prendetevi 10 minuti prima di andare a letto per scrivere tutto, ma proprio tutto ciò che vi preoccupa. Quel progetto in scadenza? Scrivilo. La discussione con il partner? Mettila nero su bianco. L'ansia per il futuro? Dagli spazio sulla carta. L'atto di scrivere è come svuotare un cassetto troppo pieno: all'improvviso, c'è più spazio per respirare.

E a proposito di respirare, non sottovalutate il potere del respiro consapevole. Inspirate profondamente, come se steste cercando di riempire non solo i polmoni, ma ogni cellula del vostro corpo. Ora espirate lentamente, immaginando di soffiare via tutte le preoccupazioni. Ripetete questo processo per qualche minuto e sentirete lo stress sciogliersi come neve al sole.

Ma forse siete tipi più attivi, e l'idea di stare fermi a respirare vi stressa ancora di più? Nessun problema! Lo yoga della risata potrebbe essere la vostra soluzione. Sì, avete letto bene. Ridere, anche se forzatamente all'inizio, libera endorfine, riduce il cortisolo (l'ormone dello stress) e vi fa sentire immediatamente meglio. Provate a ridere per un minuto intero. Vi sentite sciocchi? Perfetto! È esattamente quello che serve per mandare in tilt lo stress.

Passiamo ora a un nemico subdolo dello stress serale: il perfezionismo. Quanti di voi si ritrovano a rimuginare su tutto ciò che non hanno fatto o che avrebbero potuto fare meglio? È tempo di abbracciare l'arte dell'imperfezione. Createvi un mantra serale: "Ho fatto del mio meglio oggi, e domani è un altro giorno". Ripetetelo come se fosse la vostra personale canzone della buonanotte.

E parlando di canzoni, la musica! Oh, che potente alleata nella lotta contro lo stress. Ma attenzione, non sto parlando di quella playlist carica di adrenalina che usate in palestra. Cercate suoni che risuonino con il vostro respiro, che rallentino il battito del vostro cuore. La natura è una maestra in questo: il suono della pioggia che cade dolcemente, le onde del mare che si infrangono sulla riva, il canto delicato degli uccelli al crepuscolo. Lasciate che questi suoni vi avvolgano, creando una bolla sonora che lo stress non può penetrare.

Ma forse il vostro stress serale ha radici più profonde. Forse nasce da una sensazione di mancanza di controllo sulla vostra vita. In questo caso, la pianificazione può essere la vostra ancora di salvezza. Non parlo di programmare ogni minuto della vostra giornata, ma di creare un piano d'azione per le preoccupazioni più pressanti. Dedicate 15 minuti prima di cena a scrivere un piano per affrontare ciò che vi turba. Non deve essere perfetto o dettagliato, basta un abbozzo. L'atto stesso di mettere su carta un piano vi darà una sensazione di controllo, come se aveste già iniziato a risolvere il problema.

E se il vostro stress nasce da conflitti irrisolti? La sera è il momento perfetto per praticare il perdono. No, non dovete chiamare quella persona con cui avete litigato (ricordate, stiamo cercando di rilassarci, non di accendere nuove discussioni!). Il perdono di cui parlo è più personale, più intimo. Prendete un momento per perdonare voi stessi per gli errori della giornata, per le parole non dette, per le azioni che avreste voluto compiere. E poi, se ve la sentite, estendete questo perdono agli altri. Non è facile, ma vi assicuro che il peso che si solleva dal cuore quando perdonate è incredibile.

Ora, parliamo di un'arma segreta nella lotta contro lo stress serale: la gratitudine. Sì, lo so, sembra quasi banale, ma fidatevi di me. Prima di andare a letto, pensate a tre cose per cui siete grati. Possono essere grandi o piccole, importanti o apparentemente insignificanti. Il sorriso di un estraneo, il sapore del vostro caffè preferito, il fatto di avere un tetto sopra la testa. Concentrarsi sulla gratitudine è come accendere una luce in una stanza buia: all'improvviso, le ombre (leggi: lo stress) sembrano meno minacciose.

Ma forse il vostro stress serale è più fisico che mentale. In questo caso, il rilassamento muscolare progressivo potrebbe essere la vostra salvezza. Partite dai piedi, contraete ogni muscolo il più possibile per 5 secondi, poi rilassate. Salite lentamente su per il corpo, gruppo muscolare per gruppo muscolare. Quando arrivate alla testa, vi sentirete come se steste affondando nel materasso, ogni tensione sciolta come per magia.

E se tutto questo non bastasse? Se lo stress fosse così radicato da sembrare parte di voi? Bene, è il momento di tirare fuori l'artiglieria pesante: l'umorismo. Ridete di voi stessi e delle vostre preoccupazioni. Immaginate il vostro stress come un personaggio dei cartoni animati, con una voce buffa e un aspetto ridicolo. È difficile prendere sul serio qualcosa che vi fa ridere, no?

Ricordate, cari guerrieri della notte, che lo stress serale è solo un ospite nella vostra mente. E come tutti gli ospiti, può essere gentilmente accompagnato alla porta. Con pratica, pazienza e un po' di creatività, potete trasformare le vostre serate da campi di battaglia a oasi di pace.

Quindi, la prossima volta che sentite lo stress bussare alla porta della vostra mente serale, non entrate nel panico. Respirate profondamente, sorridete (anche se non ne avete voglia), e ricordatevi: siete più forti di qualsiasi preoccupazione. Il sonno sereno vi aspetta, un premio ben meritato per i coraggiosi che osano sfidare lo stress.

E mentre vi preparate a chiudere gli occhi, lasciate che l'ultimo pensiero della giornata sia questo: domani è un nuovo giorno, pieno di possibilità. E voi sarete lì, riposati e pronti, per coglierle tutte.

Buonanotte, dormite bene, e che i vostri sogni siano dolci e liberi da stress. Ricordate, avete appena vinto una battaglia importante. Ora è il momento di godervi la vittoria nel più confortevole dei campi di battaglia: il vostro letto.

Capitolo VI: Strategie Avanzate di Biohacking per il Sonno

Introduzione al Capitolo 6: Strategie Avanzate di Biohacking per il Sonno

Immaginate di essere esploratori ai confini della scienza del sonno, armati di curiosità e determinazione. Davanti a voi si apre un vasto territorio inesplorato, pieno di promesse e possibilità. Questo è il mondo del biohacking avanzato del sonno, dove le frontiere tra scienza, tecnologia e biologia si fondono in un caleidoscopio di innovazioni sorprendenti.

In questo capitolo, ci addentreremo in un regno dove la luce diventa medicina, il freddo e il caldo sono alleati del riposo, e il digiuno si trasforma in una chiave per sbloccare un sonno più profondo. Qui, ogni battito del cuore, ogni respiro, ogni cellula del vostro corpo diventa un terreno di gioco per l'ottimizzazione.

Preparatevi a sfidare le vostre convinzioni su ciò che è possibile. Stiamo per intraprendere un viaggio che potrebbe rivoluzionare non solo le vostre notti, ma la vostra intera esistenza.
Benvenuti nel futuro del sonno, dove il confine tra fantascienza e realtà si fa sempre più sottile.

6.1 Uso della luce rossa per sincronizzare il ritmo circadiano

Immaginate di poter manipolare il vostro orologio biologico con la semplice pressione di un interruttore. Sembra fantascienza? Benvenuti nel meraviglioso mondo della terapia della luce rossa, dove la scienza dell'illuminazione incontra la biologia del sonno in un abbraccio rivoluzionario.

La luce rossa, con la sua lunghezza d'onda lunga e la sua bassa energia, è diventata la nuova stella del biohacking del sonno. Ma perché proprio il rosso? Per capirlo, dobbiamo fare un tuffo nel passato evolutivo dell'umanità. Per milioni di anni, i nostri antenati si sono svegliati con l'alba rossastra e si sono addormentati con il tramonto color rubino. Il nostro corpo ha imparato a leggere questi segnali luminosi come indicatori del momento giusto per svegliarsi o prepararsi al sonno.

Ora, in un mondo dominato dalla luce blu di schermi e LED, il nostro cervello è costantemente bombardato da segnali che gridano "Sveglia!" anche quando dovremmo rilassarci. Ed è qui che entra in gioco la magia della luce rossa.

A differenza della luce blu, che sopprime la produzione di melatonina (l'ormone del sonno), la luce rossa non interferisce con questo processo cruciale. Anzi, alcuni studi suggeriscono che possa addirittura stimolarne la produzione. È come se stessimo dando al nostro corpo un dolce sussurro: "Ehi, è ora di prepararsi al sonno".

Ma come possiamo sfruttare questo potere nella nostra routine quotidiana? Le opzioni sono sorprendentemente varie. Dalle lampade da tavolo con luce rossa regolabile alle strisce LED da applicare sotto i mobili, la tecnologia ci offre molteplici modi per tingere di rosso le nostre serate.

Immaginate di trasformare il vostro salotto in un caldo rifugio color tramonto ogni sera, un'ora prima di andare a letto. Non solo creerete un'atmosfera rilassante, ma darete anche al vostro corpo un chiaro segnale che è ora di rallentare e prepararsi al riposo.

Ma attenzione, non tutte le luci rosse sono uguali. La lunghezza d'onda è cruciale: cercate luci che emettono tra i 620 e i 750 nanometri. Questa è la "zona d'oro" dove la luce rossa esercita i suoi effetti benefici senza interferire con la produzione di melatonina.

E non limitatevi alla sera. Molti biohacker stanno sperimentando con l'esposizione alla luce rossa al mattino, subito dopo il risveglio. L'idea è di mimare l'effetto dell'alba naturale, aiutando il corpo a sincronizzarsi con il ciclo giorno-notte. Provate a esporvi a una luce rossa intensa per 10-15 minuti appena svegli: potreste notare un aumento dell'energia e una maggiore vigilanza durante la giornata.

Ma i benefici della luce rossa non si fermano qui. Recenti ricerche suggeriscono che possa avere effetti positivi sulla salute della pelle, sulla guarigione delle ferite e persino sulla performance atletica. È come se stessimo scoprendo una sorta di "super-nutriente" luminoso, capace di nutrire il nostro corpo in modi che stiamo solo iniziando a comprendere.

Parliamo di dosaggio. Come per qualsiasi intervento di biohacking, la chiave è la personalizzazione. Alcuni potrebbero beneficiare di un'esposizione di 20 minuti al giorno, altri potrebbero aver bisogno di sessioni più lunghe o più frequenti. L'importante è ascoltare il proprio corpo e osservare come reagisce.

Un approccio interessante è quello di combinare la terapia della luce rossa con altre pratiche di preparazione al sonno. Immaginate di fare una sessione di meditazione o di yoga leggero sotto una luce rossa soffusa. Non solo starete preparando la mente al riposo, ma anche ogni cellula del vostro corpo riceverà il messaggio che è ora di rallentare.

Per i più tech-savvy, esistono anche maschere per gli occhi che emettono luce rossa. Indossarle per 20-30 minuti prima di dormire può essere un modo comodo per incorporare questa terapia nella vostra routine, soprattutto se avete un partner che preferisce un ambiente di sonno completamente buio.

Ma cosa succede se viaggiate spesso e attraversate diversi fusi orari? La luce rossa può essere un potente alleato contro il jet lag. Portate con voi una piccola lampada da viaggio a luce rossa e usatela per "resettare" il vostro orologio biologico appena arrivati a destinazione. Potrebbe fare la differenza tra una settimana di stordimento e un adattamento rapido al nuovo fuso orario.

È importante notare che, mentre la ricerca sulla terapia della luce rossa è promettente, siamo ancora agli inizi della comprensione di tutti i suoi potenziali benefici e meccanismi d'azione. Questo è ciò che rende il biohacking così eccitante: siamo pionieri, esplorando nuovi territori della biologia umana.

Un aspetto affascinante della luce rossa è il suo potenziale effetto sul DNA mitocondriale. Alcuni studi suggeriscono che possa stimolare la produzione di ATP (la molecola energetica delle nostre cellule) nei mitocondri. Immaginate di poter "ricaricare" le vostre cellule semplicemente esponendovi alla giusta luce. È un concetto che apre possibilità vertiginose per il futuro della medicina e del benessere.

Ma non lasciatevi abbagliare solo dalla scienza. L'uso della luce rossa può anche essere un'esperienza profondamente piacevole e rilassante. Molti riferiscono una sensazione di calore e comfort durante e dopo l'esposizione. È come se il nostro corpo riconoscesse questa luce come un vecchio amico, un richiamo ai ritmi naturali da cui ci siamo allontanati nella nostra frenetica vita moderna.

Per coloro che sono particolarmente sensibili alla luce, iniziate con cautela. Cominciate con sessioni brevi di 5-10 minuti e aumentate gradualmente. Alcuni potrebbero sperimentare un leggero mal di testa o affaticamento degli occhi all'inizio, ma questi effetti di solito scompaiono con l'abitudine.

Un trucco interessante è quello di creare "zone rosse" nella vostra casa. Designate aree specifiche dove usate solo luci rosse dopo una certa ora. Potrebbe essere il bagno, così da non interrompere la produzione di melatonina quando vi alzate di notte, o un angolo di lettura dove rifugiarvi per gli ultimi capitoli del vostro libro prima di dormire.

E per i genitori? La luce rossa può essere un ottimo strumento per creare un ambiente di sonno rilassante per i bambini, soprattutto per quelli che hanno paura del buio. Una luce notturna rossa può offrire conforto senza disturbare il sonno.

Mentre esplorate il mondo della terapia della luce rossa, ricordate che è solo una parte del puzzle del sonno ottimale. Integratela con altre pratiche di igiene del sonno per massimizzarne i benefici. E soprattutto, sperimentate. Ogni corpo è unico, e ciò che funziona per uno potrebbe non funzionare per un altro.

In conclusione, la luce rossa rappresenta una frontiera entusiasmante nel biohacking del sonno. È un esempio perfetto di come possiamo utilizzare la tecnologia per riconnetterci con i nostri ritmi biologici naturali. Mentre continuiamo a esplorare e sperimentare, chissà quali altre meraviglie scopriremo nel semplice atto di manipolare la luce che ci circonda?

La prossima volta che vi troverete avvolti nel caldo bagliore di una luce rossa, ricordate: non state solo illuminando una stanza, state sintonizzando il vostro intero essere con i ritmi dell'universo. E questo, amici miei, è il vero cuore del biohacking: utilizzare la scienza per danzare in armonia con la natura, un fotone alla volta.

6.2 Terapia del freddo e del caldo per migliorare il riposo

Immaginate di poter manipolare la temperatura del vostro corpo come un termostato vivente, sintonizzandolo perfettamente per un sonno profondo e ristoratore. Benvenuti nel mondo affascinante della terapia del freddo e del caldo, dove ghiaccio e fuoco diventano alleati preziosi nella vostra ricerca del sonno perfetto.

Iniziamo con il freddo, quell'elemento che ci fa rabbrividire ma che nasconde segreti sorprendenti per il nostro benessere. La terapia del freddo, nota anche come crioterapia, non è una novità. Gli antichi greci già ne conoscevano i benefici, e oggi, armati di conoscenze scientifiche avanzate, stiamo riscoprendo il suo potenziale rivoluzionario.

Ma come può il freddo migliorare il nostro sonno? Il segreto sta nella reazione del nostro corpo all'esposizione al freddo. Quando ci immergiamo in acqua fredda o ci esponiamo a temperature basse, il nostro organismo entra in modalità sopravvivenza. Il sangue si ritira dagli arti verso gli organi vitali, il metabolismo accelera per generare calore, e viene rilasciata una cascata di ormoni e neurotrasmettitori.

Uno di questi è la noradrenalina, un potente stimolante naturale che aumenta la vigilanza e la concentrazione. Sembra controintuitivo, vero? Come può uno stimolante aiutarci a dormire? La chiave sta nel timing. Un'esposizione al freddo nel tardo pomeriggio o nella prima serata può innescare un picco di noradrenalina seguito da un calo significativo, preparando il terreno per un sonno più profondo e ristoratore.

Ma non è solo questione di ormoni. L'esposizione al freddo può anche influenzare direttamente la qualità del nostro sonno. Studi hanno dimostrato che abbassare la temperatura corporea prima di coricarsi può accelerare l'inizio del sonno e aumentare la quantità di sonno profondo, la fase più rigenerante del nostro riposo notturno.

Ora, prima che iniziate a riempire la vasca da bagno di cubetti di ghiaccio, parliamo di metodi pratici per incorporare la terapia del freddo nella vostra routine. Una delle tecniche più accessibili è la doccia fredda. Iniziate gradualmente: negli ultimi 30 secondi della vostra doccia serale, passate all'acqua fredda. Respirate profondamente e cercate di rilassarvi nonostante il brivido iniziale. Con il tempo, potrete aumentare la durata dell'esposizione al freddo.

Per i più coraggiosi, l'immersione in acqua fredda offre benefici ancora più intensi. Se avete accesso a una vasca o a un corpo d'acqua naturale, provate un'immersione di 2-3 minuti in acqua a circa 10-15°C. Ricordate sempre di ascoltare il vostro corpo e di non esagerare: la sicurezza viene prima di tutto.

Un'alternativa meno drastica è l'uso di impacchi freddi. Applicate un impacco freddo sulla nuca o sulla fronte per 10-15 minuti prima di andare a letto. Questo può aiutare ad abbassare la temperatura corporea e a prepararvi per un sonno più profondo.

Ma la terapia del freddo non si limita all'acqua. Le camere criogeniche, che espongono il corpo a temperature estremamente basse (-110°C a -140°C) per brevi periodi, stanno guadagnando popolarità tra atleti e biohacker. Sebbene queste sessioni siano intense, molti riferiscono un sonno migliorato e un recupero più rapido dagli allenamenti.

Passiamo ora all'altro estremo dello spettro termico: il caldo. Può sembrare contraddittorio parlare di calore quando si cerca di migliorare il sonno, dato che tendiamo a dormire meglio in ambienti freschi. Tuttavia, l'uso strategico del calore può essere un potente alleato per un riposo di qualità.

La sauna, in particolare, è emersa come una pratica promettente per migliorare il sonno. L'esposizione al calore intenso stimola il rilascio di endorfine, i nostri antidolorifici naturali, e promuove il rilassamento muscolare profondo. Inoltre, l'alternanza tra il caldo intenso della sauna e il raffreddamento successivo può mimare gli effetti benefici dell'esercizio fisico sul sonno, senza lo sforzo.

Un studio finlandese ha dimostrato che l'uso regolare della sauna può ridurre il rischio di insonnia e migliorare la qualità complessiva del sonno. Ma attenzione al timing: una sessione di sauna troppo vicina all'ora di andare a letto potrebbe avere l'effetto opposto, aumentando eccessivamente la temperatura corporea e rendendo difficile l'addormentamento.

Per chi non ha accesso a una sauna, un bagno caldo può offrire benefici simili. L'ideale è immergersi in acqua calda (ma non bollente) per 20-30 minuti, circa 1-2 ore prima di andare a letto. Questo permette al corpo di riscaldarsi e poi raffreddarsi naturalmente, mimando il calo di temperatura che segnala al nostro organismo che è ora di dormire.

Un trucco interessante è combinare il bagno caldo con l'aromaterapia. Aggiungete alcune gocce di olio essenziale di lavanda o camomilla all'acqua per un effetto rilassante potenziato. Il calore aprirà i pori della pelle, permettendo un miglior assorbimento degli oli essenziali e amplificando i loro benefici calmanti.

Ma la terapia del caldo non si limita all'immersione in acqua. Le coperte riscaldanti e i pad termici possono essere strumenti preziosi, soprattutto per chi soffre di dolori muscolari o articolari che disturbano il sonno. Applicare calore localizzato su aree problematiche per 15-20 minuti prima di coricarsi può alleviare il dolore e promuovere il rilassamento muscolare, preparando il corpo per un sonno più confortevole.

Un approccio innovativo che combina i benefici del caldo e del freddo è il contrasto termico. Questa tecnica prevede l'alternanza di esposizioni brevi al caldo e al freddo. Per esempio, potreste fare una doccia alternando 30 secondi di acqua calda con 30 secondi di acqua fredda, ripetendo il ciclo per 5-10 minuti. Questo metodo stimola la circolazione, riduce l'infiammazione e può avere un effetto tonificante sul sistema nervoso, preparando il corpo per un sonno ristoratore.

È importante notare che, come per qualsiasi pratica di biohacking, la personalizzazione è fondamentale. Ciò che funziona per una persona potrebbe non essere ideale per un'altra. Iniziate con esposizioni brevi e moderate, sia al freddo che al caldo, e aumentate gradualmente intensità e durata man mano che il vostro corpo si adatta.

Per coloro che soffrono di condizioni mediche come problemi cardiaci, ipertensione o diabete, è essenziale consultare un medico prima di iniziare qualsiasi regime di terapia termica. La sicurezza deve sempre essere la priorità numero uno.

Un aspetto affascinante della terapia del freddo e del caldo è il loro potenziale effetto sul nostro tessuto adiposo bruno. Questo tipo di grasso, una volta pensato presente solo nei neonati, è in realtà attivo anche negli adulti e gioca un ruolo cruciale nella termoregolazione. L'esposizione al freddo può stimolare l'attività del tessuto adiposo bruno, aumentando il metabolismo e potenzialmente contribuendo a una migliore regolazione della temperatura durante il sonno.

Per chi ama la tecnologia, esistono dispositivi che possono aiutare a incorporare la terapia termica nella routine del sonno. Materassi con controllo della temperatura, cuscini raffreddanti e persino indumenti da notte termoregolanti sono ora disponibili sul mercato. Questi gadget permettono di personalizzare la temperatura del vostro ambiente di sonno con una precisione mai vista prima.

Un approccio interessante è l'uso della termografia per ottimizzare la vostra terapia termica. Utilizzando una telecamera termica, potete mappare la distribuzione del calore nel vostro corpo prima e dopo le sessioni di terapia del freddo o del caldo. Questo vi permette di identificare aree di tensione o infiammazione e di personalizzare il vostro trattamento di conseguenza.

Non sottovalutate l'importanza della respirazione durante queste pratiche. La respirazione profonda e controllata durante l'esposizione al freddo o al caldo può amplificare i benefici, aiutandovi a gestire lo stress iniziale e promuovendo un rilassamento più profondo. Tecniche come la respirazione a narici alternate o la respirazione 4-7-8 possono essere particolarmente efficaci.

Per chi ama la natura, considerare l'opzione di fare un bagno in un lago o nel mare può offrire benefici aggiuntivi. L'immersione in acqua naturale non solo espone il corpo a temperature variabili, ma può anche fornire benefici psicologici legati al contatto con la natura, promuovendo un senso di calma e benessere che può persistere fino all'ora di andare a letto.

Un aspetto spesso trascurato della terapia termica è il suo potenziale effetto sul microbioma cutaneo. Le variazioni di temperatura possono influenzare la composizione dei batteri sulla nostra pelle, che a sua volta può avere implicazioni per la salute generale e la qualità del sonno. Questo è un campo di ricerca emergente che promette scoperte entusiasmanti nel prossimo futuro.

Infine, ricordate che la terapia del freddo e del caldo non dovrebbe essere vista come una soluzione isolata, ma come parte di un approccio olistico al miglioramento del sonno. Combinatela con altre pratiche come la meditazione, una dieta equilibrata e una buona igiene del sonno per massimizzarne i benefici.

In conclusione, la terapia del freddo e del caldo rappresenta una frontiera entusiasmante nel biohacking del sonno. Offre un modo per riconnetterci con i ritmi naturali del nostro corpo e per sfruttare la potenza degli elementi per migliorare la nostra salute e il nostro riposo. Che decidiate di immergervi in un lago ghiacciato o di godervi un bagno caldo aromatico, ricordate che state partecipando a una pratica antica quanto l'umanità, ora rinvigorita dalle scoperte della scienza moderna.

Mentre esplorate queste tecniche, mantenete un atteggiamento di curiosità e ascolto del vostro corpo. Il viaggio verso un sonno ottimale è personale e unico per ciascuno di noi. La terapia del freddo e del caldo vi offre strumenti potenti per questo viaggio, permettendovi di sintonizzare finemente il vostro corpo per notti di riposo profondo e giorni pieni di energia. Buon biohacking, e che i vostri sogni siano freschi come una brezza estiva o caldi come un abbraccio confortante, a seconda di ciò di cui il vostro corpo ha bisogno.

6.3 Il digiuno intermittente come tecnica di miglioramento del sonno

Immaginate di avere tra le mani una chiave antica, dimenticata nel corso dei millenni, capace di sbloccare i segreti di un sonno profondo e ristoratore. Questa chiave non è fatta di metallo, ma di tempo: il tempo che passa tra un pasto e l'altro. Benvenuti nel mondo affascinante del digiuno intermittente, una pratica tanto antica quanto l'umanità stessa, ora riscoperta e rivalutata alla luce della scienza moderna come potente strumento di biohacking del sonno.

Il digiuno intermittente non è una dieta nel senso tradizionale del termine. Non si tratta di cosa mangiare, ma di quando mangiare. È un approccio all'alimentazione che alterna periodi di digiuno con finestre di alimentazione, creando un ritmo che risuona con i nostri ritmi circadiani più profondi. E qui sta il suo potere trasformativo per il sonno: sincronizzando i nostri orari di alimentazione con il nostro orologio biologico interno, possiamo orchestrare una sinfonia di processi metabolici e ormonali che culminano in un sonno di qualità superiore.

Ma come funziona esattamente questa magia? Per capirlo, dobbiamo fare un viaggio nel tempo, tornando alle origini della nostra specie. I nostri antenati cacciatori-raccoglitori non avevano il lusso di tre pasti al giorno più snack. Vivevano in un ciclo naturale di abbondanza e scarsità, alternando periodi di festa a periodi di digiuno forzato. Il nostro corpo si è evoluto per prosperare in questo ritmo, sviluppando meccanismi sofisticati per ottimizzare l'uso dell'energia e riparare i tessuti durante i periodi di digiuno.

Uno di questi meccanismi è l'autofagia, un processo di "pulizia cellulare" che si attiva durante il digiuno. L'autofagia aiuta a eliminare proteine danneggiate e organelli cellulari malfunzionanti, promuovendo la salute cellulare e, di conseguenza, migliorando la qualità del sonno. È come se, digiunando, dessimo al nostro corpo il tempo di fare le pulizie di primavera, preparando un ambiente cellulare ottimale per un sonno ristoratore.

Ma l'autofagia è solo la punta dell'iceberg. Il digiuno intermittente innesca una cascata di cambiamenti ormonali che hanno un impatto diretto sulla qualità del sonno. Uno degli attori principali in questo dramma biologico è la melatonina, l'ormone del sonno per eccellenza. Studi hanno dimostrato che il digiuno può aumentare la sensibilità del corpo alla melatonina, rendendo più facile addormentarsi e mantenere un sonno profondo.

Un altro protagonista è la grelina, spesso chiamata "l'ormone della fame". Contrariamente a quanto si potrebbe pensare, il digiuno intermittente può aiutare a regolare i livelli di grelina, riducendo i risvegli notturni causati dalla fame. Inoltre, la grelina gioca un ruolo sorprendente nella promozione del sonno ad onde lente, la fase più rigenerativa del nostro riposo notturno.

Ma non è tutto oro quel che luccica, e il digiuno intermittente non fa eccezione. Come ogni potente strumento di biohacking, richiede una comprensione approfondita e un approccio personalizzato. Alcuni potrebbero sperimentare disturbi del sonno nelle prime settimane di adattamento al nuovo regime alimentare. È come se il corpo stesse ricalibrando il suo orologio interno, e questo processo può richiedere tempo e pazienza.

Esistono diversi approcci al digiuno intermittente, e trovare quello giusto per voi è cruciale per ottimizzare i benefici sul sonno. Il metodo 16/8, che prevede 16 ore di digiuno e 8 ore di finestra di alimentazione, è uno dei più popolari. Per esempio, potreste scegliere di consumare tutti i vostri pasti tra le 12:00 e le 20:00, digiunando dalle 20:00 alle 12:00 del giorno successivo.

Un altro approccio è il digiuno 5:2, dove si mangia normalmente per cinque giorni alla settimana e si riduce drasticamente l'apporto calorico (500-600 calorie) per due giorni non consecutivi. Questo metodo può essere particolarmente benefico per il sonno, poiché i giorni di "digiuno" possono innescare processi di riparazione cellulare che migliorano la qualità del riposo.

Per i più audaci, c'è il digiuno intermittente esteso, che può durare da 24 a 72 ore. Questi digiuni prolungati possono avere effetti potenti sul sonno, attivando processi di riparazione cellulare e regolazione ormonale su larga scala. Tuttavia, è fondamentale approcciarsi a questi digiuni estesi con cautela e preferibilmente sotto la supervisione di un professionista.

Un aspetto affascinante del digiuno intermittente è il suo effetto sul ritmo circadiano. Il nostro orologio biologico non è regolato solo dalla luce, ma anche dall'alimentazione. Consumando i pasti in una finestra temporale ristretta, possiamo rafforzare il nostro ritmo circadiano, segnalando chiaramente al corpo quando è il momento di essere attivi e quando è il momento di riposare.

Ma come si traduce tutto questo in pratica per migliorare il sonno? Ecco alcune strategie concrete:

1. Sincronizzate il vostro ultimo pasto con il tramonto: Cercate di consumare il vostro ultimo pasto almeno 3-4 ore prima di andare a letto. Questo permette al corpo di iniziare i processi di riparazione notturna senza il "disturbo" della digestione.

2. Sperimentate con diversi orari di digiuno: Alcuni potrebbero trovare beneficio nel digiunare dalla sera alla mattina successiva, altri potrebbero preferire saltare la colazione e iniziare a mangiare a mezzogiorno. Ascoltate il vostro corpo e trovate il ritmo che funziona meglio per voi.

3. Idratazione strategica: Durante il periodo di digiuno, assicuratevi di rimanere ben idratati. L'acqua non interrompe il digiuno e può aiutare a gestire la fame. Tuttavia, evitate di bere grandi quantità di liquidi troppo vicino all'ora di andare a letto per prevenire risvegli notturni.

4. Rottura del digiuno consapevole: Quando interrompete il digiuno, scegliete alimenti che supportano un buon sonno. Cibi ricchi di triptofano, magnesio e complessi vitaminici B possono essere particolarmente benefici.

5. Movimento durante il digiuno: L'esercizio leggero durante il periodo di digiuno può amplificare i benefici metabolici e migliorare la qualità del sonno. Una passeggiata mattutina a digiuno può essere un modo potente per sincronizzare il vostro ritmo circadiano.

6. Mindfulness e digiuno: Praticate la consapevolezza durante i periodi di digiuno. Ascoltate il vostro corpo, osservate come cambia la vostra energia e il vostro umore. Questa pratica può aiutarvi a gestire meglio lo stress e l'ansia che potrebbero influenzare il sonno.

È importante notare che il digiuno intermittente non è adatto a tutti. Le donne in gravidanza o allattamento, le persone con disturbi alimentari o condizioni mediche specifiche dovrebbero consultare un medico prima di intraprendere qualsiasi forma di digiuno.

Un aspetto spesso trascurato del digiuno intermittente è il suo impatto sulla composizione del microbioma intestinale. Il nostro intestino ospita trilioni di batteri che giocano un ruolo cruciale nella produzione di neurotrasmettitori come la serotonina, precursore della melatonina. Il digiuno intermittente può favorire la crescita di batteri benefici, creando un ambiente intestinale più favorevole alla produzione di sostanze che promuovono il sonno.

Ma il digiuno intermittente non riguarda solo la biologia; ha anche profonde implicazioni psicologiche che possono influenzare il sonno. Molte persone riferiscono una maggiore chiarezza mentale e una riduzione dell'ansia durante i periodi di digiuno. Questa calma mentale può tradursi in una maggiore facilità nell'addormentarsi e in un sonno meno disturbato.

Un altro aspetto interessante è l'effetto del digiuno intermittente sulla sensibilità all'insulina. Migliorando la sensibilità all'insulina, il digiuno può aiutare a stabilizzare i livelli di zucchero nel sangue durante la notte, riducendo i risvegli causati da fluttuazioni glicemiche. Questo è particolarmente benefico per chi soffre di sindrome metabolica o diabete di tipo 2.

Per coloro che lottano con il jet lag o lavorano su turni, il digiuno intermittente può essere uno strumento potente per riadattare il ritmo circadiano. Digiunando durante il viaggio e rompendo il digiuno all'ora del pasto della destinazione può aiutare a sincronizzare più rapidamente l'orologio interno con il nuovo fuso orario.

Un approccio avanzato al digiuno intermittente per il miglioramento del sonno è il "digiuno circadiano". Questo metodo allinea strettamente i tempi dei pasti con il ritmo circadiano naturale del corpo. Per esempio, si potrebbe limitare l'assunzione di cibo alle ore di luce, digiunando completamente dopo il tramonto. Questo approccio mima i pattern alimentari dei nostri antenati e può avere effetti potenti sulla qualità del sonno.

È anche importante considerare l'impatto del digiuno intermittente sui sogni. Molte persone riferiscono sogni più vividi e memorabili durante i periodi di digiuno. Questo potrebbe essere dovuto a un aumento del sonno REM, la fase del sonno associata ai sogni più intensi. Se siete appassionati di onironautica, il digiuno intermittente potrebbe aprire nuove porte nel vostro mondo onirico.

Per chi pratica sport o si allena intensamente, il digiuno intermittente richiede una pianificazione attenta. Allenarsi a digiuno può amplificare alcuni benefici metabolici, ma potrebbe anche influenzare le prestazioni. Sperimentate con diversi orari di allenamento in relazione alla vostra finestra di alimentazione per trovare il equilibrio ottimale tra performance e qualità del sonno.

Un aspetto affascinante del digiuno intermittente è il suo potenziale effetto sulla longevità e sulla salute cerebrale a lungo termine. Studi su animali hanno dimostrato che il digiuno intermittente può promuovere la neurogenesi e la plasticità cerebrale, processi che sono intimamente legati alla qualità del sonno e alla salute cognitiva. Anche se sono necessarie ulteriori ricerche sugli esseri umani, questi risultati suggeriscono che il digiuno intermittente potrebbe essere uno strumento potente non solo per migliorare il sonno a breve termine, ma anche per mantenere una buona qualità del sonno man mano che invecchiamo.

Per coloro che trovano difficile adattarsi al digiuno intermittente tradizionale, esistono approcci più flessibili che possono comunque offrire benefici per il sonno. Il "digiuno a tempo limitato", per esempio, prevede di limitare il consumo di cibo a 12 ore al giorno. Anche questa forma più mite di restrizione temporale può avere effetti positivi sul ritmo circadiano e sulla qualità del sonno.

Un aspetto spesso trascurato del digiuno intermittente è il suo impatto sulla temperatura corporea. Il digiuno tende ad abbassare leggermente la temperatura corporea, un effetto che può favorire l'inizio del sonno. Questo calo di temperatura imita il naturale abbassamento della temperatura corporea che precede il sonno, potenzialmente facilitando un addormentamento più rapido e un sonno più profondo.

È anche importante considerare l'interazione tra digiuno intermittente e supplementazione. Alcuni integratori comunemente usati per migliorare il sonno, come la melatonina o il magnesio, potrebbero avere effetti diversi quando assunti durante un periodo di digiuno. Sperimentate con cautela e prestate attenzione a come il vostro corpo risponde.

Per chi soffre di reflusso gastroesofageo notturno, il digiuno intermittente potrebbe offrire un sollievo inaspettato. Terminando i pasti diverse ore prima di coricarsi, si riduce il rischio di reflusso durante il sonno, potenzialmente migliorando sia la qualità del riposo che la salute dell'esofago.

Un aspetto affascinante del digiuno intermittente è il suo potenziale effetto sulla produzione di ormoni della crescita. Il digiuno può stimolare la secrezione di ormone della crescita, che gioca un ruolo cruciale nella riparazione tissutale e nel rinnovamento cellulare durante il sonno. Questo potrebbe spiegare perché molte persone riferiscono di sentirsi più riposate e "ringiovanite" dopo periodi di digiuno intermittente.

Per coloro che sono interessati a monitorare gli effetti del digiuno intermittente sul loro sonno, l'uso di dispositivi di tracciamento del sonno può fornire dati preziosi. Osservate come cambiano i vostri pattern di sonno nel corso di settimane o mesi di pratica del digiuno intermittente. Potreste notare cambiamenti nella durata del sonno REM, nella profondità del sonno ad onde lente, o nella frequenza dei risvegli notturni.

È importante ricordare che il digiuno intermittente non è una panacea e non dovrebbe essere visto come una soluzione isolata per i problemi del sonno. Funziona meglio quando integrato in un approccio olistico che include una buona igiene del sonno, gestione dello stress, esercizio regolare e una dieta equilibrata.

Infine, mentre esplorate il mondo del digiuno intermittente come strumento per migliorare il sonno, ricordate che la flessibilità è la chiave. Non abbiate paura di adattare il vostro approccio in base alle esigenze del vostro corpo e del vostro stile di vita. Alcuni giorni potreste aver bisogno di un periodo di digiuno più lungo, altri giorni potreste beneficiare di una finestra di alimentazione più ampia. L'ascolto del proprio corpo e la capacità di adattarsi sono fondamentali per il successo a lungo termine.

In conclusione, il digiuno intermittente si presenta come una potente leva nel vasto arsenale del biohacking del sonno. È un ponte tra la saggezza antica e la scienza moderna, un metodo che ci riconnette con i ritmi naturali del nostro corpo mentre sfrutta le più recenti scoperte della biologia molecolare e della cronobiologia.

Questa pratica, ben lungi dall'essere una semplice moda passeggera, offre un approccio multidimensionale al miglioramento del sonno. Agisce sui nostri ritmi circadiani, modula la nostra biochimica, influenza il nostro microbioma e persino plasma la nostra psicologia. È un esempio perfetto di come una singola pratica possa avere effetti a cascata su molteplici aspetti della nostra salute e del nostro benessere.

Tuttavia, come ogni strumento potente, il digiuno intermittente richiede rispetto, comprensione e un approccio personalizzato. Non è una soluzione universale, ma piuttosto un sentiero da esplorare con curiosità, pazienza e attenzione ai segnali del proprio corpo.

Mentre ci addentriamo sempre più nelle frontiere del biohacking del sonno, il digiuno intermittente si erge come un faro, illuminando nuove possibilità per ottimizzare il nostro riposo notturno. Ci ricorda che a volte, per andare avanti, dobbiamo guardare indietro, riscoprendo la saggezza incorporata nei ritmi naturali del nostro corpo.

Che decidiate di abbracciare pienamente il digiuno intermittente o di incorporarne solo alcuni aspetti nella vostra routine, ricordate che il viaggio verso un sonno migliore è tanto sulla scoperta di sé quanto sull'applicazione di tecniche. Ascoltate il vostro corpo, sperimentate con curiosità e, soprattutto, godetevi il processo di diventare maestri del vostro sonno e, per estensione, della vostra vita.

Dormite bene, sognate in grande, e che il vostro viaggio nel mondo del biohacking del sonno sia tanto illuminante quanto riposante.

Capitolo VII: Il Sonno come Chiave per la Produttività

Immaginate di avere tra le mani la chiave per sbloccare il vostro pieno potenziale, un segreto capace di trasformare la vostra mente in una macchina di precisione, affilata come una lama e veloce come un fulmine. Questa chiave non è un gadget high-tech o una pillola miracolosa, ma qualcosa di molto più antico e profondamente radicato nella nostra biologia: il sonno.

In un mondo che celebra l'instancabile operosità e glorifica le notti insonni, stiamo riscoprendo una verità fondamentale: il sonno non è un lusso, ma il fondamento stesso della nostra produttività e del nostro successo. È il momento in cui il nostro cervello si riconfigura, consolida le memorie, e si prepara per le sfide del giorno successivo.

In questo capitolo, ci immergeremo nelle profondità di come un sonno di qualità possa catapultarci verso vette di produttività prima inimmaginabili. Sveleremo i segreti di come leader visionari e biohacker all'avanguardia stanno rivoluzionando il loro approccio al sonno per conquistare il mondo. E, forse ancora più intrigante, esploreremo l'arte di ottimizzare il nostro sonno, sfidando la convinzione che più ore a letto equivalgano necessariamente a un riposo migliore.

Preparatevi a un viaggio che potrebbe cambiare non solo le vostre notti, ma l'intera traiettoria della vostra vita.

7.1 Come un sonno di qualità migliora memoria e concentrazione

Il sonno è l'architetto silenzioso della nostra mente, lo scultore che, notte dopo notte, plasma e affina le nostre capacità cognitive. Ma come riesce questo stato apparentemente passivo a trasformarci in versioni migliori e più brillanti di noi stessi? Immergiamoci nei meandri di questo affascinante processo, esplorando come un sonno di qualità possa catapultare la nostra memoria e concentrazione verso vette inesplorate.

Immaginate il vostro cervello come una città brulicante di attività. Durante il giorno, le strade si riempiono di informazioni, esperienze e stimoli, un traffico incessante di dati che scorrono da un quartiere all'altro. Ma è durante la notte, quando le luci si abbassano e il caos apparente della veglia si placa, che inizia il vero lavoro di costruzione e manutenzione.

Il sonno non è un processo uniforme, ma una danza complessa di fasi diverse, ognuna con un ruolo cruciale nel potenziamento delle nostre facoltà cognitive. Le star di questo show notturno sono il sonno ad onde lente (o sonno profondo) e il sonno REM (Rapid Eye Movement).

Il sonno ad onde lente è come un'equipe di operai instancabili che lavorano nel cuore della notte. Durante questa fase, il cervello consolida le informazioni dalla memoria a breve termine a quella a lungo termine. È come se stesse archiviando meticolosamente i file del giorno, organizzandoli in modo che possano essere facilmente recuperati in futuro. Questo processo è fondamentale per l'apprendimento e la memoria dichiarativa, quella che ci permette di ricordare fatti, eventi e conoscenze esplicite.

Studi hanno dimostrato che studenti che godono di un sonno profondo di qualità dopo una sessione di studio sono in grado di ricordare meglio le informazioni apprese. Non è un caso che molti esperti consiglino una buona notte di sonno prima di un esame importante, piuttosto che una maratona di studio all'ultimo minuto.

Ma il sonno profondo non si limita a consolidare le memorie esistenti. Esso gioca un ruolo cruciale anche nella plasticità sinaptica, il processo attraverso il quale il cervello forma nuove connessioni neuronali e rinforza quelle esistenti. Questo significa che, mentre dormiamo, il nostro cervello non solo sta archiviando informazioni, ma sta anche riorganizzando la sua stessa architettura per ottimizzare l'apprendimento e la performance cognitiva.

Passiamo ora al sonno REM, il palcoscenico dei nostri sogni più vividi. Questa fase, caratterizzata da rapidi movimenti oculari e da un'attività cerebrale simile a quella della veglia, è un vero e proprio laboratorio creativo per la nostra mente. Durante il sonno REM, il cervello integra le nuove informazioni con le conoscenze esistenti, creando connessioni inaspettate e soluzioni innovative.

È qui che la magia della creatività prende vita. Molte delle più grandi intuizioni della storia sono nate durante o immediatamente dopo il sonno REM. Dal sogno di Kekulé che lo portò a scoprire la struttura dell'anello del benzene, alla melodia di "Yesterday" dei Beatles che Paul McCartney disse di aver sognato, il sonno REM è un incubatore di idee rivoluzionarie.

Ma il sonno REM non si limita a stimolare la creatività. Gioca un ruolo fondamentale anche nella regolazione emotiva e nella memoria procedurale, quella che ci permette di apprendere e affinare le abilità motorie. Ecco perché una buona notte di sonno può migliorare le prestazioni in compiti che richiedono coordinazione e destrezza, dall'esecuzione di un brano musicale all'affinamento di una tecnica sportiva.

La concentrazione, quell'abilità preziosa di mantenere l'attenzione focalizzata su un compito nonostante le distrazioni, è un'altra grande beneficiaria di un sonno di qualità. Durante il sonno, il cervello elimina le tossine accumulate durante il giorno, inclusa la proteina beta-amiloide, associata al declino cognitivo. Questo processo di "pulizia" cerebrale, noto come sistema glinfatico, è fondamentale per mantenere il cervello in uno stato ottimale di funzionamento.

Inoltre, il sonno gioca un ruolo cruciale nella regolazione dei neurotrasmettitori, le sostanze chimiche che permettono la comunicazione tra neuroni. Un sonno insufficiente può portare a uno squilibrio di questi neurotrasmettitori, compromettendo la nostra capacità di concentrazione e di gestione delle emozioni. Ecco perché, dopo una notte insonne, ci sentiamo irritabili e facciamo fatica a mantenere l'attenzione anche sui compiti più semplici.

Ma quanto sonno è necessario per ottenere questi benefici? La risposta, come spesso accade quando si parla di biologia umana, è: dipende. Mentre la raccomandazione generale per gli adulti è di 7-9 ore di sonno per notte, le esigenze individuali possono variare. Alcuni fortunati, grazie a una rara mutazione genetica, possono funzionare ottimamente con solo 4-6 ore di sonno. Ma per la maggior parte di noi, cercare di ridurre drasticamente le ore di sonno porta inevitabilmente a un declino delle prestazioni cognitive.

La qualità del sonno, tuttavia, è altrettanto importante della quantità. Un sonno frammentato o disturbato può essere quasi dannoso quanto la privazione del sonno. Ecco perché l'ottimizzazione dell'ambiente di sonno e delle abitudini pre-sonno è cruciale per massimizzare i benefici cognitivi del riposo notturno.

Un aspetto affascinante del rapporto tra sonno e cognizione è il fenomeno noto come "incubazione del problema". Avete mai notato come a volte, dopo una buona notte di sonno, vi svegliate con la soluzione a un problema che vi tormentava il giorno prima? Non è magia, ma il risultato del lavoro instancabile del vostro cervello durante il sonno. Mentre dormite, la vostra mente continua a elaborare le informazioni, esplorando connessioni e soluzioni che potrebbero sfuggire alla coscienza vigile.

Per sfruttare al meglio questo fenomeno, molti esperti consigliano di "programmare" il proprio cervello prima di andare a dormire. Dedicare qualche minuto a riflettere su un problema o un progetto prima di coricarsi può innescare questo processo di incubazione, aumentando le possibilità di svegliarsi con nuove intuizioni.

Un altro aspetto cruciale del legame tra sonno e performance cognitiva è il suo impatto sulla regolazione emotiva. Un sonno di qualità non solo migliora la nostra capacità di concentrazione e memoria, ma aumenta anche la nostra resilienza emotiva. Ci permette di affrontare le sfide quotidiane con maggiore equanimità, prendendo decisioni più ponderate e gestendo lo stress in modo più efficace.

Questo è particolarmente rilevante nel contesto lavorativo e accademico, dove la capacità di mantenere la calma sotto pressione può fare la differenza tra il successo e il fallimento. Studi hanno dimostrato che i manager che dormono meglio tendono a essere percepiti come più carismatici e efficaci dai loro subordinati. Similmente, gli studenti con abitudini di sonno regolari tendono a ottenere risultati migliori non solo negli esami, ma anche nelle attività extracurricolari e nelle interazioni sociali.

Ma come possiamo misurare concretamente l'impatto del sonno sulle nostre capacità cognitive? Grazie ai progressi nella tecnologia di monitoraggio del sonno e nei test cognitivi, ora è possibile tracciare con precisione la relazione tra la qualità del nostro riposo e le nostre prestazioni mentali.

Dispositivi indossabili avanzati possono monitorare non solo la durata del nostro sonno, ma anche la sua architettura, fornendoci informazioni dettagliate sulle diverse fasi del sonno e sulla loro durata. Combinando questi dati con test cognitivi regolari, possiamo creare un quadro preciso di come le nostre abitudini di sonno influenzano la nostra performance mentale.

Immaginate di poter prevedere i vostri giorni di picco cognitivo basandovi sui dati del vostro sonno della notte precedente. Con l'avanzare della tecnologia e della nostra comprensione del sonno, questo scenario sta diventando sempre più realistico.

Un campo emergente e promettente è quello della "cronobioingegneria", che mira a ottimizzare le nostre prestazioni allineando le nostre attività con i nostri ritmi circadiani naturali. Questo approccio tiene conto non solo della quantità e qualità del sonno, ma anche del nostro cronotipo individuale - se siamo "allodole" mattiniere o "gufi" notturni - per creare programmi di lavoro e studio personalizzati che massimizzano la nostra produttività e benessere cognitivo.

È importante notare che il rapporto tra sonno e cognizione non è unidirezionale. Mentre un buon sonno migliora le nostre capacità cognitive, l'esercizio mentale regolare può a sua volta migliorare la qualità del nostro sonno. Attività che stimolano il cervello durante il giorno, come la risoluzione di problemi complessi, l'apprendimento di nuove abilità o l'engagement in conversazioni stimolanti, possono portare a un sonno più profondo e ristoratore.

Questo crea un circolo virtuoso: un sonno migliore porta a prestazioni cognitive superiori, che a loro volta contribuiscono a un sonno di qualità ancora maggiore. È come se il nostro cervello ricompensasse l'attività mentale intensa con un riposo più rigenerante.

Per coloro che lottano con problemi di memoria o concentrazione, l'ottimizzazione del sonno può essere una strategia potente e naturale per migliorare le proprie capacità cognitive. Tecniche come la meditazione pre-sonno, la creazione di un ambiente di sonno ottimale e l'adozione di una routine serale rilassante possono avere un impatto significativo non solo sulla qualità del sonno, ma di conseguenza anche sulle prestazioni mentali diurne.

È affascinante notare come, in un'era di potenziamento cognitivo attraverso tecnologie avanzate e supplementi nootropici, uno dei metodi più potenti per migliorare le nostre capacità mentali sia qualcosa di così antico e naturale come il sonno. Questo ci ricorda che, nonostante tutti i nostri progressi tecnologici, rimaniamo profondamente legati ai ritmi e ai processi che la natura ha perfezionato nel corso di milioni di anni di evoluzione.

In conclusione, il sonno di qualità è molto più di un semplice periodo di riposo: è un potente amplificatore delle nostre capacità cognitive. Migliora la nostra memoria, affina la nostra concentrazione, stimola la nostra creatività e aumenta la nostra resilienza emotiva. In un mondo che valorizza sempre più le capacità cognitive e la creatività, investire nel proprio sonno non è un lusso, ma una necessità strategica.

Mentre continuiamo a esplorare i misteri del sonno e della cognizione, una cosa è certa: dormire bene non è solo un piacere, ma un vero e proprio superpotere cognitivo. Coltivando un sonno di qualità, non stiamo solo riposando il nostro corpo, ma stiamo attivamente forgiando una mente più acuta, creativa e resiliente. In un certo senso, ogni notte di sonno rigenerante è un investimento nel nostro futuro cognitivo, un passo verso la versione migliore di noi stessi.

Quindi, la prossima volta che vi troverete tentati di sacrificare il sonno sull'altare della produttività, ricordate: il vero segreto per una mente brillante e performante potrebbe essere proprio lì, nel comfort del vostro letto, aspettando solo di essere abbracciato.

7.2 Case study: come i CEO e i biohacker ottimizzano il loro sonno per ottenere risultati

Benvenuti nel sancta sanctorum del biohacking del sonno, dove i titani dell'industria e i pionieri dell'ottimizzazione umana svelano i loro segreti per trasformare le ore notturne in un superpotere. Preparatevi a un viaggio attraverso le camere da letto più high-tech e le menti più innovative del pianeta, dove il sonno non è un lusso, ma un'arma strategica affilata con precisione scientifica.

Iniziamo il nostro tour con Jeff Bezos, il fondatore di Amazon e uno degli uomini più ricchi del mondo. Bezos, noto per la sua ossessione per l'efficienza, applica lo stesso rigore al suo sonno che applica ai suoi processi aziendali. La sua regola d'oro? Otto ore di sonno, non negoziabili. "Se faccio meno di otto ore, sono miope nel pensiero strategico", ha dichiarato. Ma non è solo una questione di quantità. Bezos ha eliminato la sveglia dalla sua routine, permettendo al suo corpo di svegliarsi naturalmente. Questa pratica, apparentemente semplice, è in realtà un potente hack per allineare il risveglio con i cicli naturali del sonno, garantendo un risveglio più rinfrescato e mentalmente acuto.

Ma Bezos non è l'unico magnate che venera il sonno. Arianna Huffington, co-fondatrice di The Huffington Post e autrice di "The Sleep Revolution", ha fatto del sonno la sua missione personale e professionale dopo un collasso dovuto all'esaurimento. La sua routine pre-sonno è un capolavoro di rilassamento: un bagno caldo infuso di sali di Epsom e lavanda, seguito da abbigliamento da notte dedicato (niente pigiami "da giorno") e la lettura di un libro cartaceo (mai e-reader!) fino a quando gli occhi non si chiudono spontaneamente. Huffington ha persino bandito tutti i dispositivi elettronici dalla sua camera da letto, creando un santuario del sonno libero da distrazioni digitali.

Spostiamoci ora nel mondo dei tech-guru con il CEO di Twitter, Jack Dorsey. Noto per le sue pratiche estreme di biohacking, Dorsey ha una routine serale che sembra uscita da un film di fantascienza. Inizia con una sauna di 15 minuti a 220°F (circa 104°C), seguita immediatamente da 3 minuti in una vasca di ghiaccio. Questo shock termico, sostiene Dorsey, non solo migliora la qualità del suo sonno ma aumenta anche la sua resistenza allo stress quotidiano. Per monitorare la qualità del suo sonno, Dorsey utilizza l'Oura Ring, un dispositivo all'avanguardia che traccia vari parametri fisiologici durante la notte.

Ma forse nessuno porta il biohacking del sonno agli estremi come Dave Asprey, il "padre del biohacking" e fondatore di Bulletproof. La camera da letto di Asprey è un laboratorio vivente di tecnologie per il sonno. Utilizza tende a oscuramento totale e maschere per gli occhi per creare un buio assoluto, essenziale per la produzione di melatonina. L'aria della stanza è purificata e ionizzata, mantenuta a una temperatura precisa di 68°F (20°C). Ma il pezzo forte è il suo materasso: un sistema di raffreddamento a acqua che mantiene la temperatura del letto a un costante 55°F (13°C) per la prima metà della notte, aumentando gradualmente fino a 75°F (24°C) verso il mattino, mimando il naturale ciclo di temperatura corporea durante il sonno.

Asprey non si ferma qui. Prima di coricarsi, indossa occhiali che bloccano la luce blu per almeno 2 ore, e utilizza una speciale luce rossa nella sua camera da letto, che sostiene stimoli la produzione di melatonina senza disturbare il ritmo circadiano. Il suo "stack" di integratori per il sonno include magnesio, GABA, L-teanina e altri composti che afferma ottimizzino le onde cerebrali per un sonno più profondo.

Passiamo ora a una figura che unisce il mondo degli affari a quello dello sport: Tom Brady, leggenda del football americano e imprenditore. La routine di sonno di Brady è tanto rigorosa quanto il suo allenamento sul campo. Va a letto alle 8:30 di sera e si sveglia alle 5:30 del mattino, mantenendo un ciclo di sonno coerente anche durante la off-season. Brady attribuisce gran parte del suo successo e longevità atletica a questa disciplina del sonno. La sua camera da letto è mantenuta a una temperatura fresca costante, e utilizza lenzuola e pigiami realizzati con tessuti che regolano la temperatura corporea.

Ma non sono solo i CEO e gli atleti a spingere i confini del biohacking del sonno. Prendiamo il caso di Wim Hof, conosciuto come "l'uomo di ghiaccio". Hof ha sviluppato un metodo che combina esposizione al freddo, tecniche di respirazione e meditazione per migliorare la salute generale, inclusa la qualità del sonno. La sua routine include un'immersione in acqua ghiacciata prima di andare a letto, che sostiene migliori drasticamente la qualità del suo sonno attivando il sistema nervoso parasimpatico.

Nel mondo della tecnologia, abbiamo Bryan Johnson, l'imprenditore che ha fatto notizia per il suo progetto da un milione di dollari all'anno per "ringiovanire" il suo corpo. Il suo approccio al sonno è altrettanto estremo e basato sui dati. Johnson utilizza un dispositivo EEG per monitorare le sue onde cerebrali durante il sonno, e ha programmato un sistema di illuminazione che simula l'alba e il tramonto per ottimizzare il suo ritmo circadiano. Il suo letto è dotato di un sistema di raffreddamento simile a quello di Asprey, e segue una dieta rigorosa che termina diverse ore prima di coricarsi per garantire che la digestione non interferisca con il sonno.

Ma cosa possiamo imparare da questi estremi praticanti del biohacking del sonno? Ecco alcuni principi chiave che emergono:

1. Consistenza: Quasi tutti mantengono orari di sonno regolari, anche nei fine settimana. Questa regolarità aiuta a sincronizzare il ritmo circadiano.

2. Ambiente ottimizzato: Dal controllo della temperatura alla qualità dell'aria, l'ambiente di sonno è curato nei minimi dettagli.

3. Routine pre-sonno: Che si tratti di un bagno caldo, meditazione o stretching, tutti hanno rituali serali che segnalano al corpo che è ora di rilassarsi.

4. Limitazione della luce blu: L'uso di occhiali che bloccano la luce blu o l'eliminazione completa dei dispositivi elettronici prima di dormire è una pratica comune.

5. Monitoraggio del sonno: L'uso di dispositivi avanzati per tracciare la qualità del sonno è diffuso, permettendo aggiustamenti basati sui dati.

6. Approccio olistico: Il sonno non è visto come un elemento isolato, ma come parte di un sistema che include dieta, esercizio e gestione dello stress.

Ma non tutti questi metodi sono accessibili o adatti a tutti. Prendiamo il caso di Elon Musk, noto per i suoi orari di lavoro estremi e per dormire occasionalmente sul pavimento della fabbrica Tesla. Musk ha ammesso che dormire solo 6 ore a notte ha avuto un impatto negativo sulla sua produttività e sul suo benessere. Questo ci ricorda che, mentre possiamo imparare molto dai biohacker estremi, è fondamentale trovare un approccio che sia sostenibile e adatto al nostro stile di vita individuale.

Un altro aspetto interessante emerge dal mondo degli atleti d'elite. LeBron James, stella del basket NBA, è noto per dormire fino a 12 ore al giorno, inclusi pisolini pomeridiani. Questo approccio "più è meglio" al sonno contrasta con le tecniche di ottimizzazione utilizzate da molti biohacker, ma sottolinea l'importanza di ascoltare il proprio corpo e le proprie esigenze individuali.

Nel mondo della politica, l'ex presidente Barack Obama ha parlato dell'importanza del sonno per il processo decisionale. Durante la sua presidenza, Obama si assicurava di dormire 6 ore a notte, considerandolo il minimo necessario per mantenere la lucidità mentale richiesta dal suo ruolo. La sua routine includeva l'eliminazione della caffeina nel pomeriggio e la lettura per almeno mezz'ora prima di dormire per "svuotare la mente".

Un caso di studio particolarmente interessante è quello di Matthew Walker, professore di neuroscienze e psicologia all'Università della California, Berkeley, e autore del bestseller "Perché dormiamo". Walker non solo studia il sonno, ma applica rigorosamente le sue scoperte alla sua routine personale. Mantiene un programma di sonno regolare di 8 ore, evita la caffeina dopo mezzogiorno, e utilizza tende oscuranti e un termostato programmabile per mantenere la sua camera da letto fresca e buia. Walker sottolinea l'importanza di creare una "rampa di decelerazione" prima di andare a letto, un periodo di 30-60 minuti di attività rilassanti per preparare il corpo e la mente al sonno.

Nel mondo della meditazione e della mindfulness, abbiamo figure come Tara Brach, psicologa e insegnante di meditazione. Brach incorpora pratiche di consapevolezza nella sua routine serale, utilizzando tecniche di scansione corporea e respirazione consapevole per calmare la mente prima di dormire. Questo approccio, meno focalizzato sulla tecnologia e più sulla connessione mente-corpo, offre una prospettiva interessante sull'ottimizzazione del sonno.

Un altro caso affascinante è quello di Ray Dalio, fondatore del più grande hedge fund del mondo, Bridgewater Associates. Dalio è un grande sostenitore della meditazione trascendentale (TM) e la pratica regolarmente come parte della sua routine quotidiana. Sostiene che la TM non solo migliora la qualità del suo sonno, ma aumenta anche la sua creatività e chiarezza mentale durante il giorno.

Nel campo della nutrizione, abbiamo il Dr. Rhonda Patrick, biochimico e esperta di nutrizione. Patrick enfatizza l'importanza del timing dei pasti per ottimizzare il sonno. Pratica il digiuno intermittente, consumando il suo ultimo pasto almeno 3 ore prima di andare a letto. Inoltre, utilizza la terapia della luce: si espone alla luce solare brillante al mattino e utilizza luci a LED ambrate la sera per regolare il suo ritmo circadiano.

Un approccio unico viene da Nick Littlehales, coach del sonno di atleti d'elite e squadre professionistiche. Littlehales ha sviluppato il concetto di "cicli di sonno di 90 minuti". Invece di concentrarsi sulle ore totali di sonno, suggerisce di pianificare il sonno in multipli di 90 minuti (il tempo approssimativo di un ciclo completo di sonno). Questo potrebbe significare dormire per 7,5 ore (5 cicli) invece di 8 ore, assicurandosi di svegliarsi alla fine di un ciclo completo per sentirsi più riposati.

Nel mondo della tecnologia, abbiamo il caso di Marissa Mayer, ex CEO di Yahoo. Mayer è nota per i suoi orari di lavoro intensi, ma insiste sull'importanza di un sonno di qualità. La sua strategia include una settimana di "reset" ogni trimestre, durante la quale si concentra sul dormire almeno 8 ore a notte per recuperare e ricaricarsi.

Un approccio particolarmente interessante viene da Daniel Ek, CEO di Spotify. Ek utilizza un metodo chiamato "reverse engineering del sonno". Inizia determinando a che ora deve svegliarsi e lavora a ritroso per stabilire il suo orario di sonno, assicurandosi di avere abbastanza tempo per la sua routine serale e per ottenere le ore di sonno necessarie.

Nel campo della psicologia positiva, Shawn Achor, autore e ricercatore sulla felicità, sottolinea l'importanza di creare un "buffer di positività" prima di andare a dormire. La sua routine include scrivere tre cose per cui è grato e meditare brevemente, pratiche che sostiene migliorino non solo la qualità del sonno ma anche il benessere generale.

Un caso studio interessante nel mondo dello sport è quello di Roger Federer, leggenda del tennis. Federer è noto per dormire fino a 12 ore al giorno, inclusi i pisolini tra le sessioni di allenamento. Questo approccio "ad alto volume" al sonno è in contrasto con molti altri atleti e CEO, ma Federer lo considera fondamentale per il suo recupero e le sue prestazioni di alto livello.

Nel campo della neurochirurgia, il Dr. Sanjay Gupta, corrispondente medico capo della CNN, ha una routine del sonno che enfatizza la coerenza. Gupta mantiene lo stesso orario di sonno anche quando viaggia attraverso fusi orari diversi, utilizzando tecniche come l'esposizione strategica alla luce e l'adattamento graduale per combattere il jet lag.

Un approccio unico viene da Tim Ferriss, autore e investitore noto per il suo libro "The 4-Hour Body". Ferriss sperimenta regolarmente con varie tecniche di ottimizzazione del sonno. Una delle sue strategie preferite è quello che chiama il "chilipad", un sistema di raffreddamento a acqua per il letto che mantiene una temperatura ottimale durante la notte. Inoltre, Ferriss è un sostenitore dell'uso di integratori come il magnesio e il teanina per migliorare la qualità del sonno.

Nel mondo della moda, abbiamo il caso di Arianna Huffington, che ha trasformato la sua passione per il sonno in un business. Dopo il suo crollo dovuto all'esaurimento, Huffington ha fondato Thrive Global, una società che si concentra sul benessere e sul sonno. La sua routine include una "transizione di un'ora" prima di andare a letto, durante la quale si disconnette da tutti i dispositivi elettronici e si dedica ad attività rilassanti come la lettura di libri fisici o un bagno caldo.

Un altro caso interessante è quello di Alexis Ohanian, co-fondatore di Reddit. Ohanian, padre di una bambina piccola, ha parlato apertamente delle sfide di mantenere una routine del sonno con un neonato. La sua strategia include l'uso di una app per monitorare i cicli di sonno della bambina, permettendogli di sincronizzare il proprio riposo con quello della figlia. Inoltre, Ohanian enfatizza l'importanza di condividere le responsabilità notturne con il partner, permettendo a entrambi i genitori di ottenere periodi di sonno ininterrotto.

In conclusione, questi case study di CEO e biohacker ci offrono uno sguardo affascinante su come i leader e gli innovatori approcciano l'ottimizzazione del sonno. Da tecnologie all'avanguardia a pratiche antiche, da routine rigorose a approcci flessibili, emerge un quadro di sperimentazione costante e attenzione meticolosa al riposo.

Tuttavia, è fondamentale ricordare che non esiste un approccio universale. Ciò che funziona per un CEO di Silicon Valley potrebbe non essere adatto a un atleta professionista o a un genitore lavoratore. L'arte del biohacking del sonno sta nel trovare il giusto equilibrio tra le ultime scoperte scientifiche e l'ascolto attento del proprio corpo.

Mentre ci ispiriamo a queste storie di ottimizzazione estrema, dovremmo anche riflettere su come possiamo applicare questi principi in modo sostenibile nelle nostre vite. Il vero successo non sta nel dormire il meno possibile, ma nel massimizzare la qualità del nostro riposo per vivere vite più energiche, produttive e appaganti.

7.3 Ridurre il tempo di sonno senza compromettere la qualità

Immaginate di poter premere un pulsante magico che vi regala ore extra nella giornata, senza sacrificare la vostra energia, lucidità mentale o salute. Sembra un sogno irrealizzabile? Benvenuti nel mondo affascinante e controverso della riduzione del tempo di sonno. Qui, scienza e audacia si incontrano, sfidando le convenzioni e spingendo i limiti di ciò che pensiamo sia possibile per il nostro corpo e la nostra mente.

Ma attenzione: stiamo per addentrarci in un territorio delicato, dove il confine tra ottimizzazione e privazione del sonno può essere sottile come un filo di seta. È un'arte, non una scienza esatta, e richiede una comprensione profonda del proprio corpo, una dose di coraggio e, soprattutto, un rispetto sacro per il potere rigenerativo del sonno.

Iniziamo con una verità fondamentale: non tutti abbiamo bisogno della stessa quantità di sonno. Mentre la raccomandazione generale è di 7-9 ore per notte, esiste una variabilità genetica significativa. Alcuni fortunati, grazie a una rara mutazione del gene DEC2, possono funzionare perfettamente con solo 4-6 ore di sonno. Questi "dormienti brevi" naturali sono l'eccezione, non la regola, ma la loro esistenza ci ricorda che il fabbisogno di sonno non è un numero magico universale.

Ma cosa succede se non siete tra questi rari individui geneticamente benedetti? Esistono strategie per ridurre il tempo di sonno senza compromettere la qualità? La risposta è sì, ma con molte cautele e considerazioni.

Una delle tecniche più discusse è il sonno polifasico. Invece di un singolo blocco di sonno notturno, questo approccio distribuisce il sonno in più sessioni durante le 24 ore. Esistono diverse varianti, dal più moderato "sonno bifasico" (un periodo principale di sonno notturno più un pisolino pomeridiano) ai più estremi schemi di "sonno ultradiano" che prevedono brevi periodi di sonno distribuiti nell'arco della giornata.

Il sonno polifasico si basa sull'idea di massimizzare il tempo trascorso nelle fasi più rigeneranti del sonno, in particolare il sonno ad onde lente e il sonno REM. I sostenitori affermano di poter ridurre il tempo totale di sonno fino a 2-4 ore al giorno mantenendo alti livelli di funzionalità. Ma attenzione: mentre alcuni praticanti riferiscono successi, la ricerca scientifica su questi approcci estremi è limitata, e i rischi potenziali non sono da sottovalutare.

Un approccio più moderato e scientificamente supportato è l'ottimizzazione del sonno monofasico. Invece di ridurre drasticamente le ore di sonno, l'obiettivo qui è massimizzare la qualità del sonno per ogni minuto trascorso a letto. Come? Ecco alcune strategie chiave:

1. Sincronizzazione circadiana: Allineate il vostro sonno con il vostro ritmo circadiano naturale. Andate a letto e svegliatevi alla stessa ora ogni giorno, anche nei fine settimana. Questo aiuta a ottimizzare la produzione di melatonina e a migliorare l'efficienza del sonno.

2. Ottimizzazione dell'ambiente: Create un santuario del sonno. Oscurità totale, silenzio (o rumore bianco), temperatura fresca (intorno ai 18°C) e un materasso confortevole sono essenziali. Ogni minuto in un ambiente di sonno ottimale vale oro.

3. Nutrizione strategica: Ciò che mangiate e quando lo fate può influenzare profondamente la qualità del vostro sonno. Evitate pasti pesanti prima di coricarvi e considerate integratori che supportano il sonno come magnesio, L-teanina o melatonina (sotto supervisione medica).

4. Esercizio fisico: L'attività fisica regolare può migliorare significativamente la qualità del sonno. Tuttavia, il timing è cruciale: l'esercizio intenso troppo vicino all'ora di coricarsi può interferire con il sonno.

5. Gestione dello stress: Tecniche di rilassamento come la meditazione, la respirazione profonda o lo yoga prima di coricarsi possono migliorare la qualità del sonno, permettendovi di entrare più rapidamente in fasi di sonno profondo.

6. Tecnologia del sonno: Dispositivi di monitoraggio del sonno avanzati possono fornire dati preziosi sulla vostra architettura del sonno, permettendovi di fare aggiustamenti mirati.

Ma parliamo di numeri concreti. È possibile ridurre il tempo di sonno da 8 a 6 ore mantenendo le stesse prestazioni? Per alcuni, la risposta è sì, ma richiede un approccio graduale e attento. Ecco un possibile protocollo:

Settimana 1-2: Ottimizzate il vostro ambiente e la vostra routine di sonno mantenendo 8 ore di sonno. Monitorate attentamente la vostra energia e le vostre prestazioni cognitive.

Settimana 3-4: Riducete gradualmente il tempo a letto di 15 minuti ogni settimana. Continuate a monitorare i vostri livelli di energia e performance.

Settimana 5-8: Stabilizzatevi a 7 ore di sonno. Se notate un declino significativo nelle prestazioni, tornate indietro.

Settimana 9-12: Se vi sentite bene con 7 ore, provate a ridurre ulteriormente di 15 minuti ogni due settimane fino a raggiungere 6 ore.

Durante questo processo, è fondamentale ascoltare il proprio corpo. Segni di privazione del sonno come irritabilità, difficoltà di concentrazione o aumento dell'appetito sono segnali che state spingendo troppo oltre.

Un aspetto spesso trascurato nella riduzione del tempo di sonno è l'importanza dei microsonni. Brevi pause di 10-20 minuti durante il giorno possono fornire un boost significativo di energia e attenzione. La NASA ha studiato questo fenomeno sui piloti, scoprendo che un pisolino di 26 minuti può aumentare le prestazioni del 34% e la vigilanza del 54%.

Ma attenzione: non tutti i microsonni sono uguali. Il timing è cruciale. Un pisolino troppo lungo o troppo tardi nel pomeriggio può interferire con il sonno notturno. L'ideale è un breve riposo tra le 13:00 e le 15:00, quando il nostro ritmo circadiano naturale favorisce un leggero calo di energia.

Un altro trucco per massimizzare l'efficienza del sonno è la pratica del "sonno segmentato". Storicamente, prima dell'avvento dell'illuminazione elettrica, era comune per le persone dormire in due fasi: un "primo sonno" all'inizio della notte e un "secondo sonno" nelle prime ore del mattino, con un periodo di veglia in mezzo. Alcuni ricercatori suggeriscono che questo pattern potrebbe essere più naturale per il nostro corpo.

Provare il sonno segmentato potrebbe significare dormire dalle 22:00 alle 2:00, rimanere svegli per un'ora o due (dedicandosi ad attività tranquille come la lettura o la meditazione), e poi dormire di nuovo dalle 4:00 alle 6:00. Questo approccio potrebbe permettere di ridurre il tempo totale di sonno mantenendo una buona qualità del riposo.

Ma cosa fare durante quelle preziose ore guadagnate riducendo il sonno? Qui entra in gioco il concetto di "ore di picco". Non tutte le ore della giornata sono uguali in termini di produttività e creatività. Identificate i vostri momenti di massima energia e lucidità mentale e utilizzate le ore extra per attività ad alto valore aggiunto. Che si tratti di lavoro creativo, studio intensivo o esercizio fisico, massimizzate l'impatto di ogni minuto guadagnato.

Un aspetto cruciale nella riduzione del tempo di sonno è la gestione della luce. La luce blu emessa da schermi e dispositivi elettronici può sopprimere la produzione di melatonina, rendendo più difficile addormentarsi rapidamente. Utilizzate filtri per la luce blu o occhiali speciali nelle ore serali. Al contrario, esponetevi alla luce solare brillante appena svegli per segnalare al vostro corpo che è ora di essere attivi.

La temperatura corporea gioca un ruolo fondamentale nella regolazione del sonno. Un trucco interessante è manipolare la temperatura per accelerare l'inizio del sonno. Un bagno caldo 1-2 ore prima di coricarsi può sembrare controintuitivo, ma in realtà aiuta: il successivo raffreddamento del corpo imita il calo naturale della temperatura che precede il sonno, facilitando l'addormentamento.

Per chi vuole spingere i limiti ancora più in là, esistono tecniche di "sonno lucido" che promettono di rendere produttivo anche il tempo trascorso dormendo. Il sonno lucido è uno stato in cui si è consapevoli di stare sognando e si può potenzialmente controllare il contenuto del sogno. Alcuni praticanti affermano di utilizzare questo stato per risolvere problemi, praticare abilità o persino lavorare su progetti creativi. Tuttavia, è importante notare che questa pratica richiede molto allenamento e potrebbe non essere adatta a tutti.

Un altro aspetto da considerare nella riduzione del tempo di sonno è l'impatto sul sistema immunitario. Il sonno svolge un ruolo cruciale nella regolazione della nostra immunità. Se decidete di ridurre le ore di sonno, potrebbe essere saggio investire in strategie per rafforzare il sistema immunitario, come una dieta ricca di nutrienti, integratori mirati e pratiche di gestione dello stress.

È fondamentale ricordare che la riduzione del tempo di sonno non è una soluzione one-size-fits-all. Fattori come l'età, la genetica, lo stile di vita e lo stato di salute generale giocano tutti un ruolo importante. Ciò che funziona per un giovane imprenditore in salute potrebbe essere deleterio per una persona più anziana o con condizioni mediche preesistenti.

Inoltre, è importante considerare i cicli di vita. Ci sono periodi in cui potremmo aver bisogno di più sonno, come durante la crescita, la gravidanza, il recupero da una malattia o in momenti di intenso stress mentale o fisico. Essere flessibili e adattare la propria routine di sonno alle esigenze mutevoli della vita è fondamentale.

Un aspetto spesso trascurato nella ricerca di ridurre il tempo di sonno è l'importanza del "tempo di inattività" prima di andare a letto. Invece di cercare di addormentarsi immediatamente dopo aver spento le luci, concedete al vostro corpo e alla vostra mente un periodo di decompressione. Questo potrebbe includere lettura leggera, stretching delicato o semplicemente respirazione profonda. Questo tempo di transizione può migliorare significativamente la qualità del sonno, permettendovi potenzialmente di dormire meno ma meglio.

Per chi è determinato a spingere i limiti, esistono tecniche avanzate come il "Metodo Uberman" o il "Sonno Everyman". Questi sono schemi di sonno polifasico estremi che promettono di ridurre il tempo di sonno a soli 2-4 ore al giorno. Tuttavia, è cruciale sottolineare che questi approcci sono altamente sperimentali e possono comportare rischi significativi per la salute. Se decidete di esplorare questi territori estremi, fatelo sotto stretta supervisione medica e siate preparati ad abbandonare l'esperimento al primo segno di effetti negativi.

In conclusione, la riduzione del tempo di sonno è un'arte delicata che richiede una comprensione profonda del proprio corpo, una pianificazione meticolosa e un monitoraggio costante. Non si tratta semplicemente di dormire di meno, ma di ottimizzare ogni aspetto del sonno e della veglia per massimizzare il recupero e le prestazioni.

Ricordate sempre che il sonno non è il nemico della produttività, ma il suo alleato più potente. L'obiettivo non dovrebbe essere dormire il meno possibile, ma trovare il perfetto equilibrio tra riposo e attività che vi permetta di vivere la vita al massimo del vostro potenziale.

Mentre esplorate i confini del vostro sonno, mantenete sempre un atteggiamento di curiosità scientifica e rispetto per i segnali del vostro corpo. Il viaggio verso l'ottimizzazione del sonno è personale e in continua evoluzione. Ciò che funziona oggi potrebbe non funzionare domani, e ciò che funziona per voi potrebbe essere disastroso per qualcun altro.

Infine, ricordate che la qualità della vostra vita non si misura solo in ore di veglia o di produttività. Il sonno è un dono prezioso, un momento di rigenerazione e di connessione con il nostro subconscio. Trattatelo con il rispetto che merita, anche mentre cercate di ottimizzarlo. Che i vostri sogni siano dolci e i vostri risvegli pieni di energia, indipendentemente da quanto a lungo decidiate di dormire.

Capitolo VIII: Biohacking del Sonno per Performer ad Alte Prestazioni

Benvenuti nell'arena dove i giganti del successo affinano la loro arma più potente: il sonno. In questo capitolo, ci addentreremo nei meandri più oscuri e affascinanti del biohacking del sonno, dove atleti olimpionici, CEO visionari e artisti di fama mondiale cercano di piegare le leggi della natura per spremere ogni goccia di potenziale dai loro preziosi momenti di riposo.

Qui, il sonno non è più un semplice atto di chiudere gli occhi e sperare per il meglio. È una scienza raffinata, un'arte meticolosa, un campo di battaglia dove ogni microsecondo conta. Preparatevi a scoprire strategie che sfidano le convenzioni, tecniche che rasentano i limiti del possibile, e approcci che potrebbero rivoluzionare non solo le vostre notti, ma l'intera traiettoria della vostra vita.

Che siate atleti in cerca del prossimo record mondiale, imprenditori alla guida di imperi commerciali, o semplicemente individui determinati a vivere al massimo delle proprie potenzialità, questo capitolo vi fornirà gli strumenti per trasformare il vostro sonno da necessità biologica a superpotere inarrestabile.

Allacciate le cinture: stiamo per decollare verso le vette più alte del biohacking del sonno.

8.1 Strategie avanzate di sonno per atleti e performer

Nel mondo delle prestazioni di alto livello, dove i margini tra vittoria e sconfitta si misurano in millisecondi, il sonno emerge come il campo di battaglia finale per guadagnare quel cruciale vantaggio competitivo. Ma dimenticate tutto ciò che pensavate di sapere sul riposo notturno: stiamo per immergerci in un universo dove il sonno viene scolpito, manipolato e ottimizzato con la precisione di un bisturi chirurgico.

Immaginate Usain Bolt, il fulmine umano, che si prepara per la gara più importante della sua vita. Pensate che si limiti a buttarsi sul letto e sperare per il meglio? Niente affatto. Il suo sonno è orchestrato come una sinfonia complessa, ogni nota accuratamente calibrata per massimizzare il recupero e potenziare le prestazioni.

La prima regola del club del sonno d'élite? La consistenza è regina. Gli atleti di livello mondiale trattano il loro programma di sonno con la stessa disciplina ferrea che applicano all'allenamento. Andare a letto e svegliarsi alla stessa ora ogni giorno, weekend inclusi, non è una scelta: è un comandamento. Questa routine implacabile sincronizza il ritmo circadiano con la precisione di un orologio svizzero, permettendo al corpo di entrare in modalità di recupero profondo nel momento esatto in cui la testa tocca il cuscino.

Ma la vera magia accade nell'ambiente di sonno. Pensate alla camera da letto di un atleta olimpionico come a un laboratorio high-tech dedicato al riposo. Temperatura controllata al decimo di grado, generalmente mantenuta intorno ai freschi 15-18°C per mimare il naturale calo di temperatura corporea che precede il sonno profondo. Umidità regolata al 50-60% per ottimizzare la respirazione notturna. Oscurità totale, garantita da tende blackout e l'eliminazione di ogni minuscolo LED, per massimizzare la produzione di melatonina.

E qui entra in gioco la tecnologia avanzata. Materassi con sensori integrati che monitorano ogni movimento, ogni battito cardiaco, ogni respiro. Questi dati vengono analizzati in tempo reale da algoritmi di intelligenza artificiale che possono prevedere e prevenire disturbi del sonno prima ancora che si manifestino. Alcuni atleti d'élite utilizzano persino camere ipobariche per simulare condizioni di alta quota, stimolando la produzione di globuli rossi e migliorando l'ossigenazione durante il sonno.

Ma il biohacking del sonno per i performer di alto livello va ben oltre l'hardware. È qui che entra in gioco la biochimica avanzata. Protocolli di supplementazione personalizzati sono la norma, non l'eccezione. Magnesio per rilassare i muscoli e calmare il sistema nervoso. Glicina per abbassare la temperatura corporea e accelerare l'inizio del sonno profondo. Triptofano e 5-HTP per boostare la produzione di serotonina e melatonina. E per i più audaci, peptidi sperimentali che promettono di comprimere gli effetti rigeneranti di 8 ore di sonno in soli 4 ore.

Ma attenzione: questi non sono integratori da supermercato. Parliamo di composti di grado farmaceutico, dosati con precisione molecolare e cronometrati al millisecondo per sincronizzarsi con i cicli naturali del corpo. Un errore di timing potrebbe significare la differenza tra una prestazione da record mondiale e una deludente eliminazione al primo turno.

E che dire della luce, quella forza primordiale che governa i nostri ritmi più profondi? Gli atleti e i performer di alto livello la manipolano come maestri. Esposizione strategica alla luce blu al mattino per sopprimere la melatonina e aumentare la vigilanza. Poi, con l'avvicinarsi della sera, un passaggio graduale a lunghezze d'onda sempre più rosse per preparare il corpo al sonno. Alcuni utilizzano occhiali con filtri specifici che cambiano automaticamente nel corso della giornata, altri hanno sistemi di illuminazione intelligenti in casa che mimano il ciclo naturale del sole.

Ma il vero game-changer nel mondo del sonno d'élite? La cronobiologia personalizzata. Dimenticatevi dell'idea che siamo tutti uguali quando si tratta di sonno. Ogni atleta, ogni performer ha un cronotipo unico, una firma temporale biologica che determina i suoi picchi e valli di energia e performance. I veri campioni non combattono contro il loro orologio interno: lo abbracciano, lo ottimizzano, lo trasformano in un'arma segreta.

Immaginate un nuotatore olimpionico che scopre di avere il suo picco di forza e coordinazione alle 3 del pomeriggio. Pensate che si limiterà ad allenarsi a quell'ora? No. Tutta la sua vita, dalla dieta agli allenamenti, dalle sessioni di recupero alle gare stesse, verrà riorganizzata intorno a quel momento magico. Il suo sonno verrà ingegnerizzato per assicurare che sia nel suo stato ottimale esattamente quando conta di più.

E qui entra in gioco la vera avanguardia del biohacking del sonno: la manipolazione delle onde cerebrali. Utilizzando tecnologie come la stimolazione transcranica a corrente diretta (tDCS) o la neurofeedback, gli atleti d'élite stanno imparando a "guidare" il loro cervello verso stati specifici di sonno profondo o REM a volontà. Immaginate di poter premere un pulsante e entrare immediatamente in uno stato di recupero profondo, bypassando le fasi più leggere del sonno. Sembra fantascienza? È già realtà per alcuni dei performer più avanzati del pianeta.

Ma attenzione: con grandi poteri vengono grandi responsabilità. Queste tecniche avanzate di biohacking del sonno camminano su un filo sottile. Da un lato, il potenziale per prestazioni sovrumane. Dall'altro, il rischio di burnout, sovrallenamento e, nei casi più estremi, danni permanenti al sistema nervoso. È qui che entra in gioco l'arte del biohacking: sapere quando spingere e quando tirare il freno.

I veri maestri del sonno ad alte prestazioni non sono quelli che dormono di meno o che utilizzano le tecniche più estreme. Sono quelli che hanno imparato l'arte sottile dell'equilibrio, che sanno ascoltare il proprio corpo con la sensibilità di un sismografo e adattare le loro strategie di sonno in tempo reale.

Prendiamo l'esempio di atleti che competono a livello internazionale, costantemente alle prese con il jet lag. Non si limitano a subire passivamente gli effetti del cambio di fuso orario. Utilizzano protocolli avanzati di "phase-shifting", iniziando a spostare gradualmente il loro ritmo circadiano giorni o addirittura settimane prima di un viaggio importante. Combinano esposizione strategica alla luce, timing preciso dei pasti e, in alcuni casi, l'uso controllato di melatonina per "hackerare" il loro orologio interno.

Ma il vero santo graal del biohacking del sonno per performer ad alte prestazioni? La capacità di entrare in uno stato di "sonno di recupero" a comando. Immaginate di poter attivare tutti i benefici rigeneranti di una notte di sonno profondo in soli 20 minuti. Sembra impossibile? Eppure, alcune tecniche avanzate di meditazione e auto-ipnosi stanno mostrando risultati promettenti in questa direzione. Atleti olimpionici stanno imparando a entrare in stati di "trance rigenerativa" tra una prova e l'altra, recuperando energia e lucidità mentale in tempi record.

E che dire del ruolo dell'alimentazione nel sonno ad alte prestazioni? Dimenticatevi la semplice idea di evitare la caffeina prima di dormire. Parliamo di protocolli nutrizionali cronometrici che sincronizzano l'assunzione di macro e micronutrienti specifici con le fasi del sonno. Carboidrati complessi strategicamente consumati per aumentare il triptofano cerebrale e favorire il sonno profondo. Proteine a lento rilascio per fornire un flusso costante di aminoacidi durante la notte, supportando la riparazione muscolare. E per i più avanzati, l'uso di esteri chetonici per "hackerare" il metabolismo notturno, spingendo il corpo in uno stato di chetosi per massimizzare il recupero cerebrale.

Ma forse l'aspetto più rivoluzionario del biohacking del sonno per alte prestazioni è l'approccio olistico. I veri campioni sanno che il sonno non inizia quando chiudi gli occhi: è il risultato di tutto ciò che fai durante il giorno. Ogni decisione, dalla luce a cui ti esponi al mattino, all'intensità del tuo allenamento pomeridiano, al momento in cui consumi il tuo ultimo pasto, viene valutata non solo per il suo impatto immediato, ma per come influenzerà la qualità del sonno quella notte.

In questo mondo di ottimizzazione estrema, persino il concetto di "notte di sonno" sta evolvendosi. Alcuni atleti stanno sperimentando con modelli di sonno bifasico o polifasico, distribuendo strategicamente periodi di sonno più brevi nel corso delle 24 ore per massimizzare il recupero senza sacrificare il tempo di allenamento. Altri stanno esplorando il potenziale del "sonno lucido", imparando a rimanere consapevoli durante il sonno REM per "allenarsi mentalmente" mentre il corpo riposa.

Ma ricordate: nel regno del biohacking del sonno ad alte prestazioni, non esiste una formula magica universale. Ciò che funziona per un campione olimpico potrebbe essere disastroso per un CEO di alto livello. La vera arte sta nella personalizzazione meticolosa, nell'auto-sperimentazione disciplinata e nell'ascolto profondo del proprio corpo.

In conclusione, il biohacking del sonno per performer ad alte prestazioni non è per i deboli di cuore. È un viaggio in territori inesplorati della fisiologia umana, dove i confini tra ottimizzazione e ossessione possono diventare sfocati.
Ma per coloro che sono disposti a spingersi oltre, a sfidare le convenzioni e a vedere il sonno non come un necessario male, ma come l'ultima frontiera dell'ottimizzazione umana, le possibilità sono infinite.

Il sonno diventa non solo un momento di riposo, ma un potente strumento di trasformazione, un catalizzatore per prestazioni straordinarie e una chiave per sbloccare potenzialità ancora inesplorate del corpo e della mente umana.

In questo regno di elite del biohacking del sonno, la domanda non è più "quanto dormi?", ma "quanto efficacemente utilizzi ogni prezioso momento di riposo?". E mentre la scienza continua a svelare i misteri del sonno, una cosa è certa: per i performer di alto livello, padroneggiare l'arte e la scienza del sonno non è più un'opzione, ma una necessità imprescindibile nella ricerca dell'eccellenza.

8.2 Il sonno polifasico: vantaggi e limiti

Immaginate di poter comprimere 8 ore di sonno in soli 2 ore, svegliarvi freschi come una rosa e avere a disposizione 22 ore di veglia produttiva ogni giorno. Suona come un superpotere? Benvenuti nel mondo controverso e affascinante del sonno polifasico, dove il confine tra ottimizzazione estrema e follia sembra assottigliarsi fino a scomparire.

Il sonno polifasico non è un concetto nuovo.
Leonardo da Vinci, quel genio multiforme del
Rinascimento, si dice praticasse una forma di
sonno polifasico, dormendo per 15 minuti ogni
quattro ore. Nikola Tesla, l'eccentrico inventore,
sosteneva di dormire non più di due ore al giorno.
Ma è solo negli ultimi decenni che questa pratica è
passata da curiosità storica a tendenza di
biohacking all'avanguardia.

Ma cos'è esattamente il sonno polifasico? In parole
povere, è la pratica di dividere il sonno in più
sessioni distribuite nell'arco delle 24 ore, in
contrasto con il più comune pattern monofasico (un
singolo periodo di sonno notturno) o bifasico
(sonno notturno più un pisolino pomeridiano).
Esistono diversi schemi di sonno polifasico, dai più
moderati ai più estremi:

1. Everyman: Un periodo di sonno "core" di 3-4 ore
più 2-3 pisolini da 20 minuti durante il giorno.
2. Dymaxion: Quattro periodi di sonno da 30
minuti ogni 6 ore.
3. Uberman: Sei pisolini da 20 minuti distribuiti
uniformemente nelle 24 ore.

I sostenitori del sonno polifasico promettono
vantaggi allettanti: più ore di veglia, maggiore
produttività, e persino sogni lucidi più frequenti.
Alcuni praticanti riferiscono di sentirsi più energici
e mentalmente acuti rispetto a quando seguivano un
pattern di sonno tradizionale.

Ma come funziona, dal punto di vista fisiologico? La teoria dietro il sonno polifasico si basa sull'idea di massimizzare il tempo trascorso nelle fasi più "importanti" del sonno, in particolare il sonno ad onde lente (SWS) e il sonno REM. L'ipotesi è che, con l'allenamento, il corpo possa imparare a entrare più rapidamente in queste fasi cruciali, bypassando le fasi più leggere del sonno.

Suona troppo bello per essere vero? Beh, in un certo senso, lo è. Mentre alcuni individui riferiscono successi con il sonno polifasico, la scienza ci dice una storia più complicata. Il nostro corpo ha evoluto un ritmo circadiano per una buona ragione, e manipolarlo drasticamente non è privo di rischi.

Uno dei principali problemi del sonno polifasico è la privazione cronica di sonno. Mentre i praticanti possono inizialmente sentirsi bene grazie a un aumento di cortisolo e adrenalina (ormoni dello stress), a lungo termine questa privazione può portare a seri problemi di salute, tra cui:

- Compromissione delle funzioni cognitive
- Indebolimento del sistema immunitario
- Aumento del rischio di malattie cardiovascolari
- Alterazioni metaboliche e aumento del rischio di obesità
- Problemi di salute mentale, inclusi depressione e ansia

Inoltre, il sonno polifasico può essere incredibilmente difficile da mantenere in un mondo progettato per il sonno monofasico. Immaginate di dover spiegare al vostro capo che avete bisogno di un pisolino di 20 minuti ogni 4 ore!

Ma non tutto è negativo. Ci sono scenari in cui forme moderate di sonno polifasico possono essere benefiche. Pensiamo agli astronauti sulla Stazione Spaziale Internazionale, dove il ciclo giorno-notte di 90 minuti rende il sonno monofasico tradizionale impraticabile. O consideriamo i marinai in solitaria, che devono mantenere la vigilanza costante pur ottenendo un riposo sufficiente.

Per coloro che sono determinati a esplorare il sonno polifasico, ecco alcuni consigli per minimizzare i rischi:

1. Iniziate gradualmente: Non passate da 8 ore di sonno a 2 da un giorno all'altro. Riducete gradualmente il sonno notturno mentre introducete pisolini diurni.

2. Ascoltate il vostro corpo: Se sperimentate sintomi di privazione del sonno (irritabilità, difficoltà di concentrazione, cali di energia), tornate immediatamente a un pattern di sonno più tradizionale.

3. Mantenete una dieta impeccabile: Il sonno polifasico mette sotto stress il corpo. Una nutrizione ottimale è essenziale per supportare questa sfida.

4. Monitorate attentamente: Utilizzate dispositivi di tracciamento del sonno e test cognitivi regolari per valutare oggettivamente l'impatto del vostro nuovo regime di sonno.

5. Siate flessibili: La rigidità estrema negli orari di sonno può portare a stress eccessivo. Permettetevi di dormire di più quando il corpo lo richiede.

Un approccio più moderato e potenzialmente più sostenibile è il sonno bifasico, che prevede un periodo principale di sonno notturno più un pisolino pomeridiano. Questo pattern è comune in molte culture mediterranee e ha dimostrato benefici per la vigilanza e le prestazioni cognitive senza i rischi estremi del sonno polifasico radicale.

È anche importante notare che la risposta individuale al sonno polifasico può variare enormemente. Alcuni ricercatori suggeriscono che potrebbe esserci una predisposizione genetica che rende alcune persone più adatte a regimi di sonno non convenzionali. Il gene DEC2, per esempio, è stato associato a un bisogno ridotto di sonno in alcuni individui.

Un aspetto affascinante del sonno polifasico è il suo potenziale impatto sui sogni. Molti praticanti riferiscono un aumento della frequenza e della vividezza dei sogni, così come una maggiore propensione al sogno lucido (la capacità di essere consapevoli di stare sognando mentre si sogna). Questo fenomeno potrebbe essere dovuto a un aumento della pressione REM causata dalla riduzione del tempo totale di sonno.

Tuttavia, è fondamentale ricordare che il sonno non serve solo a farci sentire riposati. Durante il sonno, il nostro cervello consolida i ricordi, elimina le tossine accumulate durante il giorno, e regola una moltitudine di processi fisiologici. Interferire drasticamente con questi processi può avere conseguenze a lungo termine che ancora non comprendiamo pienamente.

Inoltre, il sonno polifasico solleva questioni etiche interessanti. In un mondo che già valorizza eccessivamente la produttività a scapito del benessere, promuovere pratiche che riducono ulteriormente il tempo di riposo potrebbe contribuire a una cultura del burnout e dell'esaurimento.

D'altra parte, i sostenitori del sonno polifasico argomentano che, se praticato correttamente, può effettivamente migliorare la qualità della vita. Immaginate di poter aggiungere ore produttive alla vostra giornata senza sacrificare il benessere. Potrebbe significare più tempo per hobby, relazioni, o crescita personale.

Un campo emergente e promettente è l'uso del sonno polifasico come strumento terapeutico temporaneo. Alcuni ricercatori stanno esplorando l'uso di schemi di sonno alternativi per trattare condizioni come la depressione o il disturbo da stress post-traumatico. L'idea è che, manipolando strategicamente i cicli di sonno, si possa "resettare" il ritmo circadiano e migliorare i sintomi di queste condizioni.

In conclusione, il sonno polifasico rimane un territorio largamente inesplorato, una frontiera del biohacking che promette potenziali ricompense straordinarie ma nasconde rischi significativi. Non è una pratica da intraprendere alla leggera o senza una comprensione approfondita della fisiologia del sonno.

Per la stragrande maggioranza delle persone, un sonno monofasico o bifasico di qualità, combinato con una buona igiene del sonno, rimarrà la scelta migliore per ottimizzare salute e prestazioni. Ma per quei pochi pionieri disposti a spingersi oltre i confini del convenzionale, il sonno polifasico offre un campo di sperimentazione affascinante e potenzialmente rivoluzionario.

Ricordate sempre: nel regno del biohacking del sonno, la conoscenza è potere, ma l'autoconoscenza è saggezza. Ascoltate il vostro corpo, rispettate i vostri limiti, e non sacrificate mai la salute a lungo termine sull'altare della produttività a breve termine. Il sonno, in qualsiasi forma lo pratichiate, dovrebbe sempre essere un alleato, non un nemico da conquistare.

8.3 Recuperare velocemente dal debito di sonno

Immaginate di essere un atleta d'élite che ha appena attraversato tre fusi orari per una competizione cruciale. O un CEO che ha passato una settimana di notti insonni per chiudere un accordo multimilionario. O semplicemente un genitore che ha trascorso notti intere a prendersi cura di un bambino malato. In tutti questi scenari, vi trovate di fronte a un nemico insidioso e potenzialmente debilitante: il debito di sonno.

Il debito di sonno non è solo quella sensazione di stordimento che provate dopo una notte in bianco. È un deficit cumulativo che si accumula nel tempo, minando silenziosamente le vostre prestazioni cognitive, la vostra salute fisica e il vostro equilibrio emotivo. Ma non temete: nel mondo del biohacking ad alte prestazioni, abbiamo sviluppato strategie avanzate per ripagare questo debito in tempo record e tornare al picco delle vostre capacità.

Prima di tuffarci nelle soluzioni, facciamo un passo indietro e comprendiamo cosa succede realmente al nostro corpo quando accumuliamo un debito di sonno. Contrariamente alla credenza popolare, non è solo una questione di sentirsi stanchi. Il debito di sonno innesca una cascata di cambiamenti fisiologici:

1. Declino cognitivo: La corteccia prefrontale, sede del nostro pensiero di ordine superiore, è particolarmente vulnerabile alla privazione di sonno. Questo si traduce in una ridotta capacità decisionale, creatività compromessa e tempi di reazione rallentati.

2. Squilibrio ormonale: La privazione di sonno aumenta i livelli di cortisolo (l'ormone dello stress) e grelina (l'ormone della fame), mentre diminuisce la leptina (l'ormone della sazietà). Il risultato? Un cocktail ormonale che favorisce l'aumento di peso e l'infiammazione cronica.

3. Compromissione immunitaria: Anche una sola notte di sonno insufficiente può ridurre l'attività delle cellule natural killer, la nostra prima linea di difesa contro virus e cellule tumorali.

4. Alterazione del metabolismo: La sensibilità all'insulina diminuisce drasticamente, aumentando il rischio di diabete di tipo 2 e malattie cardiovascolari.

5. Deterioramento della plasticità sinaptica: Il sonno è cruciale per la formazione e il consolidamento dei ricordi. Un debito di sonno può compromettere la vostra capacità di apprendere e ricordare nuove informazioni.

Ora che abbiamo delineato il nemico, passiamo alle strategie di combattimento. Come possono i performer di alto livello recuperare rapidamente da un debito di sonno? Ecco le tecniche all'avanguardia utilizzate dai migliori biohacker del pianeta:

1. Il Protocollo di Recupero Intensivo (PRI): Questa strategia, sviluppata da neuroscienziati militari, mira a massimizzare la qualità del sonno in un breve periodo di tempo. Ecco come funziona:

- Fase 1 (2-4 ore): Immersione in acqua fredda (10-15°C) per 10-15 minuti. Questo shock termico stimola il rilascio di noradrenalina, preparando il corpo per un sonno profondo.

- Fase 2: Assunzione strategica di supplementi: 200mg di L-teanina, 500mg di GABA, e 3g di glicina. Questa combinazione favorisce il rilassamento senza sedazione.
- Fase 3: 90 minuti in una camera di deprivazione sensoriale. L'assenza totale di stimoli accelera l'ingresso nelle fasi di sonno profondo.
- Fase 4: Al risveglio, esposizione a luce blu ad alta intensità per 15 minuti, seguita da un bagno freddo di 5 minuti. Questo "reset" circadiano aiuta a sincronizzare rapidamente il ritmo sonno-veglia.

2. Tecnica del Sonno Frazionato Ottimizzato (TSFO):
Questo approccio si basa sull'idea di massimizzare la qualità del sonno distribuendo strategicamente brevi periodi di sonno nell'arco di 24 ore. Ecco come:

- 4 ore di sonno notturno "core" (preferibilmente dalle 22:00 alle 2:00, quando la pressione del sonno è al suo picco)
- 3 "power nap" da 20 minuti ciascuno, distribuiti strategicamente durante il giorno (es. 6:00, 14:00, 18:00)
- Tra i periodi di sonno, praticare tecniche di meditazione mindfulness per mantenere uno stato di vigilanza rilassata

3. Il Protocollo di Sincronizzazione Circadiana Rapida (PSCR):
Questa tecnica mira a riallineare rapidamente il ritmo circadiano dopo un jet lag o un turno di notte:

- Digiuno di 16 ore prima dell'ora in cui si desidera svegliarsi nel nuovo fuso orario
- Al termine del digiuno, consumare un pasto ricco di proteine e grassi (niente carboidrati!)
- Esposizione a luce solare diretta o luce artificiale ad alta intensità per 30-60 minuti
- Esercizio ad alta intensità per 15-20 minuti
- Bagno freddo o crioterapia per 3-5 minuti

4. Terapia del Sonno Ad Onde Cerebrali Indotte (TSOCI):
Questa tecnica all'avanguardia utilizza la stimolazione cerebrale non invasiva per indurre rapidamente stati di sonno profondo:

- Utilizzo di cuffie specializzate che emettono frequenze binaurali calibrate per indurre onde delta (associate al sonno profondo)
- Contemporaneamente, stimolazione transcranica a corrente diretta (tDCS) sulla corteccia prefrontale per accelerare l'ingresso nel sonno profondo
- Sessioni di 30-60 minuti possono fornire benefici paragonabili a 2-3 ore di sonno naturale

5. Il Metodo di Recupero Ormonale Ottimizzato (MROO):
Questa strategia si concentra sul ripristino rapido dell'equilibrio ormonale compromesso dal debito di sonno:

- Supplementazione strategica di melatonina (0,5-3mg) 2 ore prima di coricarsi

- Al risveglio, esposizione a luce solare o terapia della luce per 20-30 minuti per sopprimere la melatonina residua
- Pratica del digiuno intermittente (16/8) per riequilibrare i livelli di grelina e leptina
- Integrazione di ashwagandha (300-500mg) due volte al giorno per modulare i livelli di cortisolo
- Esercizio di resistenza ad alta intensità per stimolare il rilascio di ormone della crescita

6. Tecniche di Ottimizzazione del Microbioma per il Recupero del Sonno (TOMRS):
Ricerche recenti hanno evidenziato il ruolo cruciale del microbioma intestinale nella regolazione del sonno. Ecco come ottimizzarlo rapidamente:

- Consumo di alimenti fermentati ricchi di probiotici (kefir, kimchi, kombucha) ad ogni pasto
- Supplementazione con ceppi probiotici specifici noti per influenzare positivamente il sonno (L. rhamnosus, B. longum)
- Integrazione di prebiotici (inulina, FOS) per nutrire i batteri benefici
- Dieta ricca di polifenoli (frutti di bosco, cacao, tè verde) per modulare la composizione del microbioma

7. Protocollo di Riprogrammazione Neurale del Sonno (PRNS):
Questa tecnica innovativa combina neurofeedback e realtà virtuale per "riprogrammare" il cervello verso pattern di sonno ottimali:

- Sessioni di 30 minuti di neurofeedback con un dispositivo EEG portatile per allenare il cervello a produrre onde cerebrali associate al sonno profondo
- Immersione in ambienti di realtà virtuale progettati per indurre stati di rilassamento profondo (es. foreste pluviali, spiagge al tramonto)
- Utilizzo di tecniche di visualizzazione guidata per "ancorare" stati di rilassamento profondo

8. Strategia di Recupero Metabolico Intensivo (SRMI):
Questo approccio si concentra sull'ottimizzazione del metabolismo per accelerare il recupero dal debito di sonno:

- Adozione di una dieta chetogenica a breve termine (3-5 giorni) per indurre rapidamente la chetosi e migliorare la chiarezza mentale
- Supplementazione con esteri chetonici per aumentare rapidamente i livelli di chetoni nel sangue
- Pratica del "cold thermogenesis" (esposizione al freddo) per stimolare la produzione di adiponectina, un ormone che migliora la sensibilità all'insulina
- Utilizzo strategico di nootropi come il modafinil o il racetam per contrastare gli effetti cognitivi del debito di sonno (sotto stretto controllo medico)

9. Tecnica di Riequilibrio Ossidativo Post-Debito (TROPD):

Questa strategia mira a contrastare rapidamente lo stress ossidativo indotto dalla privazione di sonno:

- Supplementazione ad alto dosaggio di antiossidanti mirati (es. astaxantina, glutatione liposomiale, NAC)
- Terapia dell'ossigeno iperbarico per 60-90 minuti per aumentare rapidamente i livelli di ossigeno tissutale
- Utilizzo di dispositivi di terapia fotobiomodulazione (luce rossa e vicino infrarosso) per stimolare la funzione mitocondriale

10. Protocollo di Ricalibrazione Epigenetica del Sonno (PRES):
Questa tecnica all'avanguardia si concentra sulla modulazione rapida dell'espressione genica legata al sonno:

- Pratica intensiva di tecniche di respirazione (es. respirazione olotropica, metodo Wim Hof) per influenzare l'espressione di geni legati allo stress e all'infiammazione
- Utilizzo di composti noti per influenzare l'epigenetica del sonno (es. resveratrolo, curcumina, acido rosmarinico)
- Esposizione strategica a temperature estreme (sauna seguita da immersione in acqua fredda) per stimolare l'espressione di proteine da shock termico

È fondamentale sottolineare che molte di queste tecniche sono sperimentali e dovrebbero essere praticate solo sotto stretta supervisione medica. Inoltre, nessuna di queste strategie sostituisce l'importanza di una buona igiene del sonno a lungo termine e di un sonno regolare e sufficiente.

Il recupero dal debito di sonno non è solo una questione di quantità, ma anche di qualità. Ecco alcuni principi generali che tutti possono applicare per ottimizzare il recupero:

1. Prioritizzate il sonno profondo: Utilizzate tecniche come la meditazione guidata o la musica binaurale per aumentare la quantità di sonno ad onde lente.

2. Sfruttate il "rimbalzo del sonno": Dopo un periodo di privazione, il corpo naturalmente aumenta la proporzione di sonno REM e sonno profondo. Approfittatene dormendo in un ambiente ottimale senza interruzioni.

3. Sincronizzate il vostro ritmo circadiano: Esponetevi alla luce solare brillante al mattino e evitate la luce blu la sera per riallineare rapidamente il vostro orologio interno.

4. Ottimizzate la temperatura: Dormire in un ambiente fresco (intorno ai 18°C) può accelerare l'ingresso nel sonno profondo.

5. Nutrite il vostro cervello: Una dieta ricca di acidi grassi omega-3, magnesio e triptofano può supportare la produzione di neurotrasmettitori cruciali per il sonno.

6. Muovetevi, ma con saggezza: L'esercizio moderato può migliorare la qualità del sonno, ma evitate l'attività intensa troppo vicino all'ora di coricarvi.

7. Praticate la mindfulness: La meditazione e le tecniche di rilassamento possono accelerare il processo di recupero riducendo lo stress e l'ansia.

Ricordate sempre che il recupero dal debito di sonno è un processo, non un evento. Non aspettatevi miracoli dopo una singola notte di buon sonno. La costanza è la chiave. Inoltre, mentre queste tecniche possono aiutare a mitigare gli effetti a breve termine del debito di sonno, non sono una soluzione a lungo termine. La migliore strategia rimane sempre quella di mantenere un'igiene del sonno costante e di dare al vostro corpo il riposo di cui ha bisogno, ogni notte.

In conclusione, il recupero dal debito di sonno è una frontiera affascinante del biohacking, un campo dove scienza all'avanguardia e antiche pratiche di saggezza si fondono per creare strategie potenti e innovative. Ma ricordate sempre: il sonno non è un nemico da sconfiggere o un ostacolo da superare. È un alleato prezioso, un pilastro fondamentale della nostra salute e delle nostre prestazioni. Trattatelo con il rispetto che merita, e vi ricompenserà con una vita più energica, produttiva e appagante.

Il vero maestro del biohacking del sonno non è chi riesce a dormire di meno, ma chi riesce a ottenere il massimo da ogni prezioso momento di riposo. Che il vostro viaggio verso il recupero ottimale sia illuminante quanto rigenerante!

Conclusione: Costruisci la Tua Routine del Sonno Biohacked

Immaginate di essere gli architetti del vostro sonno, con in mano un set di strumenti sofisticati e una mappa del tesoro che conduce al riposo perfetto. Il viaggio che abbiamo intrapreso attraverso il mondo del biohacking del sonno ci ha portato dalle profondità della neuroscienza alle vette della tecnologia all'avanguardia, dalle antiche pratiche di saggezza alle frontiere più estreme dell'ottimizzazione umana. Ora, è giunto il momento di mettere insieme tutti i pezzi e costruire la vostra personale cattedrale del sonno.

Ma prima di immergerci nella creazione della vostra routine personalizzata, facciamo un passo indietro e osserviamo il panorama che abbiamo esplorato. Abbiamo scoperto che il sonno non è un semplice interruttore on/off, ma una sinfonia complessa di processi biologici, ciascuno con il proprio ruolo cruciale nel mantenimento della nostra salute fisica, mentale ed emotiva.

Ricordate l'importanza del ritmo circadiano, quell'orologio interno che regola non solo il nostro sonno ma ogni aspetto della nostra fisiologia? Abbiamo imparato a sincronizzarlo con precisione attraverso l'esposizione strategica alla luce, il timing dei pasti e l'attività fisica. Come un direttore d'orchestra che guida ogni strumento al momento giusto, un ritmo circadiano ben regolato è la base di un sonno ristoratore.

E che dire dell'ambiente di sonno? Abbiamo trasformato le nostre camere da letto in santuari high-tech, manipolando temperatura, umidità, suono e luce con la precisione di un laboratorio scientifico. Abbiamo scoperto che un materasso non è solo un posto dove sdraiarsi, ma una piattaforma sofisticata che può regolare attivamente la temperatura e il supporto per massimizzare il comfort e il recupero.

Ci siamo avventurati nel regno della nutrizione, scoprendo come ciò che mettiamo nel nostro corpo può influenzare profondamente la qualità del nostro sonno. Dai neurotrasmettitori prodotti dai batteri del nostro microbioma intestinale ai sottili effetti degli adattogeni e dei nootropici, abbiamo imparato a orchestrare una sinfonia biochimica che ci prepara per un sonno profondo e ristoratore.

Abbiamo esplorato le frontiere più estreme del biohacking, dal sonno polifasico alle tecniche di recupero rapido dal debito di sonno. Abbiamo visto come atleti d'élite e CEO di alto livello spingono i limiti di ciò che è possibile, comprimendo i benefici di 8 ore di sonno in sessioni molto più brevi.

Ma forse la lezione più importante che abbiamo imparato è che non esiste una soluzione unica per tutti. Il sonno ottimale è profondamente personale, influenzato dalla nostra genetica, dal nostro stile di vita, dai nostri obiettivi e persino dalla fase della vita in cui ci troviamo. Ecco perché ora, armati di conoscenza e strumenti, è il momento di creare la vostra strategia personalizzata per il sonno ottimale.

Iniziamo con una domanda fondamentale: qual è il vostro "perché"? Perché volete ottimizzare il vostro sonno? Forse siete un atleta che cerca di migliorare le prestazioni, un imprenditore che vuole aumentare la produttività, o semplicemente qualcuno che desidera sentirsi più energico e vivo ogni giorno. Il vostro "perché" sarà la bussola che guiderà tutte le vostre decisioni di biohacking del sonno.

Ora, immaginate di avere davanti a voi una console di controllo, con manopole e interruttori che rappresentano ogni aspetto del vostro sonno. Iniziamo a regolarli uno per uno:

1. Durata del sonno: Quanto sonno vi serve davvero? Ricordate, la raccomandazione generale di 7-9 ore è solo un punto di partenza. Alcuni di voi potrebbero prosperare con 6 ore, altri potrebbero aver bisogno di 9 o più. Sperimentate con diversi tempi di sonno e osservate attentamente come vi sentite durante il giorno.

2. Timing del sonno: Siete un'allodola o un gufo? Il vostro cronotipo naturale dovrebbe guidare i vostri orari di sonno. Se siete più produttivi la sera, non forzatevi a andare a letto alle 9 solo perché qualcuno vi ha detto che è "sano". Trovate il vostro ritmo naturale e sincronizzate il vostro sonno di conseguenza.

3. Ambiente di sonno: Qui è dove potete davvero sbizzarrirvi con la tecnologia. Sperimentate con diversi livelli di temperatura (generalmente, più fresco è meglio), umidità, e suoni di sottofondo. Alcuni di voi potrebbero scoprire di dormire meglio con un leggero rumore rosa, altri potrebbero preferire il silenzio totale.

4. Nutrizione pre-sonno: Cosa mangiate (o non mangiate) prima di andare a letto può fare una grande differenza. Alcuni potrebbero beneficiare di uno spuntino ricco di triptofano prima di coricarsi, altri potrebbero scoprire che il digiuno intermittente migliora la qualità del loro sonno. Sperimentate e osservate.

5. Routine pre-sonno: Questa è la vostra rampa di lancio verso un sonno di qualità. Potrebbe includere tecniche di rilassamento come la meditazione o lo yoga, o potrebbe essere semplicemente il momento di leggere un buon libro. L'importante è che sia coerente e che segnali al vostro corpo che è ora di rallentare.

6. Tecnologia: Dall'illuminazione circadiana ai dispositivi di tracciamento del sonno, la tecnologia può essere un potente alleato. Ma ricordate, la tecnologia dovrebbe servire il vostro sonno, non controllarlo. Usatela con saggezza.

7. Supplementazione: Dai classici come la melatonina e il magnesio ai più avanzati nootropici e adattogeni, il mondo degli integratori per il sonno è vasto. Ma attenzione: più non è sempre meglio. Iniziate con lo stretto necessario e aggiungete gradualmente, sempre sotto la guida di un professionista.

8. Esercizio fisico: Il movimento regolare può migliorare drasticamente la qualità del sonno. Ma il timing è cruciale. Alcuni di voi potrebbero scoprire che l'esercizio serale li aiuta a dormire, mentre altri potrebbero aver bisogno di allenarsi al mattino per non disturbare il sonno.

9. Gestione dello stress: Lo stress è forse il più grande nemico del sonno di qualità. Tecniche come la meditazione mindfulness, la respirazione profonda o persino la terapia possono fare miracoli per il vostro riposo notturno.

10. Monitoraggio e iterazione: Il biohacking è un processo continuo di sperimentazione e raffinamento. Utilizzate dispositivi di tracciamento del sonno, tenete un diario del sonno, e siate pronti ad aggiustare la vostra strategia in base ai risultati.

Ora, immaginate di avere tutti questi elementi davanti a voi come pezzi di un puzzle. Il vostro compito è metterli insieme in un modo che abbia senso per voi. Non esiste una combinazione "giusta" o "sbagliata". Si tratta di trovare ciò che funziona per il vostro corpo, il vostro stile di vita e i vostri obiettivi.

Iniziate con piccoli cambiamenti. Forse cominciate regolando la temperatura della vostra camera da letto o sperimentando con diversi orari di sonno. Osservate attentamente come questi cambiamenti influenzano non solo il vostro sonno, ma anche il vostro umore, la vostra energia e le vostre prestazioni durante il giorno.

Man mano che acquisite familiarità con il processo, potete iniziare a sperimentare con strategie più avanzate. Forse provate un protocollo di sonno bifasico, o integrate tecniche di meditazione più sofisticate nella vostra routine pre-sonno. L'importante è procedere gradualmente e ascoltare sempre il vostro corpo.

Ricordate, il biohacking del sonno non è una destinazione, ma un viaggio. La vostra routine ottimale oggi potrebbe non esserlo tra sei mesi o un anno. Le stagioni cambiano, le nostre vite evolvono, e con esse dovrebbe evolvere anche la nostra strategia di sonno. Siate flessibili e pronti ad adattarvi.

E non dimenticate l'importanza della comunità in questo viaggio. Unitevi a forum online di biohacker, partecipate a conferenze sul sonno, scambiate idee con altri appassionati. A volte, l'intuizione più preziosa può venire da una conversazione casuale con un compagno di viaggio nel mondo del biohacking.

Ora, parliamo di risorse. Il campo del biohacking del sonno è in continua evoluzione, con nuove ricerche e tecnologie che emergono costantemente. Ecco alcuni modi per rimanere aggiornati e continuare a migliorare la vostra strategia di sonno:

1. Libri: Oltre a questo, ci sono molti altri testi eccellenti sul sonno e il biohacking. "Why We Sleep" di Matthew Walker è un must per comprendere le basi scientifiche del sonno. "Head Strong" di Dave Asprey offre una prospettiva interessante sul biohacking cognitivo, incluso il sonno.

2. Podcast: Trasmissioni come "Sleep With Me" offrono tecniche di rilassamento, mentre "Found My Fitness" di Rhonda Patrick spesso tratta temi legati al sonno da una prospettiva scientifica.

3. App: Oltre alle app di tracciamento del sonno, esplorate app di meditazione come Headspace o Calm, che possono essere strumenti potenti per migliorare la qualità del sonno.

4. Dispositivi: Tenete d'occhio le ultime innovazioni in dispositivi per il sonno. Dai materassi intelligenti ai dispositivi indossabili sempre più sofisticati, il campo è in rapida evoluzione.

5. Conferenze: Eventi come la Biohacking Conference o il World Sleep Congress possono essere ottimi luoghi per imparare le ultime tecniche e incontrare altri appassionati.

6. Corsi online: Piattaforme come Coursera e edX offrono corsi sulla scienza del sonno tenuti da esperti di livello mondiale.

7. Consulenze personalizzate: Considerate di lavorare con un coach del sonno o un medico specializzato in medicina del sonno per una guida più personalizzata.

Mentre vi immergete sempre più profondamente nel mondo del biohacking del sonno, ricordate di mantenere un approccio equilibrato. Il sonno non dovrebbe diventare un'altra fonte di stress nella vostra vita. L'obiettivo ultimo non è avere il "sonno perfetto" ogni notte, ma creare una relazione sana e sostenibile con il vostro riposo che vi permetta di vivere una vita più energica, produttiva e appagante.

E ricordate sempre: il sonno non è un lusso, non è tempo "sprecato", e certamente non è "per i deboli". È il fondamento su cui si costruisce una vita di successo, salute e felicità. Trattatelo con il rispetto che merita.

Mentre vi accingete a costruire la vostra routine di sonno biohacked, pensate a voi stessi non come semplici dormienti, ma come artisti del sonno, scienziati del riposo, architetti dei vostri sogni. Ogni notte è una tela bianca, un'opportunità per perfezionare la vostra arte, per spingere i confini di ciò che è possibile.

Immaginate di svegliarvi ogni mattina sentendovi completamente rinnovati, con una chiarezza mentale cristallina e un'energia inesauribile. Immaginate di affrontare ogni giorno al massimo delle vostre capacità, sapendo che ogni notte vi riporterà a quello stato di perfezione rigenerativa. Questo non è un sogno irraggiungibile: è il potenziale che si nasconde in ogni one di voi, aspettando solo di essere sbloccato attraverso l'arte e la scienza del biohacking del sonno.

Il viaggio che state per intraprendere è tanto personale quanto universale. È una ricerca che vi porterà a esplorare le profondità della vostra biologia, a sfidare le convenzioni sociali, e forse a ridefinire ciò che pensavate fosse possibile per voi stessi. Sarà un viaggio di scoperta, di sfide, e di trionfi.

Mentre vi imbarcate in questa avventura, ricordate che ogni notte è un'opportunità per migliorare, ogni risveglio è una chance per imparare qualcosa di nuovo su voi stessi. Abbracciate la sperimentazione, celebrate i successi, imparate dai fallimenti. E soprattutto, godetevi il viaggio.

Il sonno, in fondo, non è solo una necessità biologica. È un atto di auto-cura, un investimento nel vostro futuro, un momento di connessione con la parte più profonda di voi stessi. Attraverso il biohacking del sonno, non state solo ottimizzando il vostro riposo: state ottimizzando la vostra vita intera.

Quindi, cari biohacker del sonno, è giunto il momento. Le luci si abbassano, il sipario sta per alzarsi sul vostro personale laboratorio del sonno. Che il vostro viaggio sia illuminante quanto riposante, che i vostri sogni siano profondi e i vostri risvegli trionfanti.

Buonanotte, e buon biohacking!